Moverse sin dolor

Moverse sin dolor

10 claves para construir un cuerpo saludable a cualquier edad

Julien Leprêtre

VERGARA

Papel certificado por el Forest Stewardship Council®

MIXTO
Papel procedente de fuentes responsables
FSC® C117695

Penguin Random House Grupo Editorial

Primera edición: abril de 2023

Printed in Spain – Impreso en España

ISBN: 978-84-18045-26-4
Depósito legal: B-2.907-2023

Compuesto en M. I. Maquetación, S. L.

Impreso en Romanyà Valls
Capellades (Barcelona)

VE 4 5 2 6 A

ÍNDICE

LIBERAR TU CUERPO

UN CUERPO FUERTE ES UN CUERPO SALUDABLE

PRESENTACIÓN

Todo lo que los médicos se callan por falta de tiempo

En este libro encontrarás respuestas a todas las preguntas que has estado haciéndote sobre el dolor corporal que sientes. Si has decidido leerlo, te felicito: estás en el camino para sanar. Las investigaciones científicas de los últimos treinta años han permitido transformar y profundizar nuestra visión del cuerpo. Sin embargo, sigue habiendo demasiada desinformación en la televisión, en las redes sociales, en la publicidad y, lo que es peor aún, en los centros de salud.

Soy osteópata, instructor en prevención y docente de anatomía y biomecánica y me apasiona enseñarle a la gente cómo funciona su cuerpo. En este libro quiero compartir el conocimiento que les ofrezco a mis pacientes y a mis estudiantes desde un punto de vista científico actualizado. La salud no se puede dar o transmitir, pero creo, sinceramente, que es posible enseñar cómo alcanzar un estado de bienestar corporal. Por ello, el primer capítulo de este libro lo he titulado «Entender tu cuerpo». En él voy a tratar de responder a todas las preguntas que te haces cuando entras en un consultorio: ¿cuáles son las buenas posturas?, ¿cómo estirarse?, ¿cómo entrenar sin lesionarse?, ¿cómo vivir sin dolor?

En diez años de práctica como osteópata y durante seis años como instructor en prevención en empresas y clínicas, atendí a muchos pacientes y trabajadores con problemas de espalda. La osteopatía es una medicina complementaria que se enfoca en buscar las restricciones de movilidad en los tejidos del cuerpo e intentar corregirlas. Pero, al igual que sucede con muchas otras terapias pasivas (terapias que no necesitan movimientos voluntarios del paciente), la osteopatía tiene sus límites. En realidad, lo que suele buscar es el origen «estructural» del problema. El osteópata —o cualquier otro especialista en terapia pasiva— busca el tejido problemático y trabaja sobre él. Sin embargo, este suele olvidar la causa funcional que hay detrás del problema, es decir, lo que afectó la estructura al principio.

Nuestro estilo de vida actual, ciertos tipos de trabajo, los medios de transporte y, más recientemente, la pandemia, han limitado la cantidad y la calidad del movimiento de nuestro cuerpo. El sedentarismo es una problemática social que va en aumento. El 80 por ciento de la gente sufre o sufrirá algún día dolor de espalda. Sin embargo, los beneficios de la actividad física y del movimiento sobre nuestro metabolismo —y nuestros dolores— han sido muy bien documentados en estudios científicos. No solo se trata de moverse más, sino también de moverse mejor: buscando un equilibrio entre cantidad y calidad del movimiento.

Con este libro vas a entender cómo funciona tu cuerpo, para liberarte de tensiones y entrenar sin dolor. Encontrarás muchas explicaciones y respuestas a mitos que, posiblemente, hayas escuchado con frecuencia. Además, como la finalidad de este libro es ayudarte a realizar actividad física sin dolor, voy a proponerte movimientos sencillos y eficaces para que los pongas en práctica.

Al final del libro vas a encontrar un programa completo en seis semanas para entrenar sin dolor desde tu casa.

¡Empezamos!

INTRODUCCIÓN

En este libro te voy a contar la historia de María. Al igual que infinidad de personas, María acudió a la consulta de su médico por un dolor de espalda que tenía desde hacía muchos años. El dolor no era muy fuerte, pero siempre estaba ahí. Le dolía desde por la mañana, al despertar; cada vez que se inclinaba y cuando estaba sentada; todo lo cual afectaba incluso a su estado de ánimo. Lamentablemente, los médicos no le ofrecían ninguna solución. «Descansa», le sugería un profesional. «Detén la carrera o deja de bailar», le indicaba otro médico. «Necesitas cambiar tu postura», le decía otro. Al principio, María tomaba analgésicos, pero dejó de tomarlos a diario debido a algunas molestias estomacales, y terminó aceptando que iba a estar toda su vida con dolor.

Sin embargo, existe otro camino. Hay una solución que va más allá de los mitos que le impedían mejorar. María no tenía por qué aceptar esa fatalidad.

En los últimos veinte años el conocimiento sobre el dolor ha evolucionado muchísimo. Lamentablemente, la falta de actualización de los profesionales en el tema del dolor perpetúa conceptos y conductas erróneas que perjudican la recuperación de los pacientes. Las redes sociales contribuyen a la expansión sin límites de estas falsas verdades, y lo más preocupante es que para muchas personas esta es la primera información que reciben cuando indagan acerca de su dolor corporal.

Hay muchas cosas que María podía hacer —y tú también— para liberarse de sus tensiones y moverse sin dolor. Existen soluciones y es lo que quiero compartir contigo en este libro. El primer paso que necesitas dar es romper los mitos que te impiden sanar.

ENTENDER TU CUERPO

1

DESCUBRE LA ANATOMÍA DE TU CUERPO

Desde siempre, me ha gustado resolver problemas. Cuando era niño, mis padres me compraban el periódico de Mickey (en francés, *Le journal de Mickey*). Era un periódico con historias, imágenes para colorear y juegos. Pero lo único que me interesaba era el enigma de Mickey, cuyo objetivo era ayudar al detective Mickey a resolver una investigación. Y, ahora, treinta años después, sigo tratando de resolver los enigmas de mis pacientes. Para solucionar el problema de María —y el tuyo—, hay que descubrir el «qué», el «porqué» y el «cómo». En este capítulo trataremos de averiguar el «qué».

Empezaremos por la anatomía. No te preocupes, vamos a hacer un recorrido muy sencillo y te va a encantar. Voy a explicarte cómo son los huesos, cómo se articulan entre ellos, de qué manera los músculos mueven los huesos y de qué forma los nervios lo controlan todo.

LOS HUESOS Y LOS LIGAMENTOS

El cuerpo humano tiene 206 huesos. A veces más, a veces menos. Tenemos huesos largos, cortos, planos e irregulares.

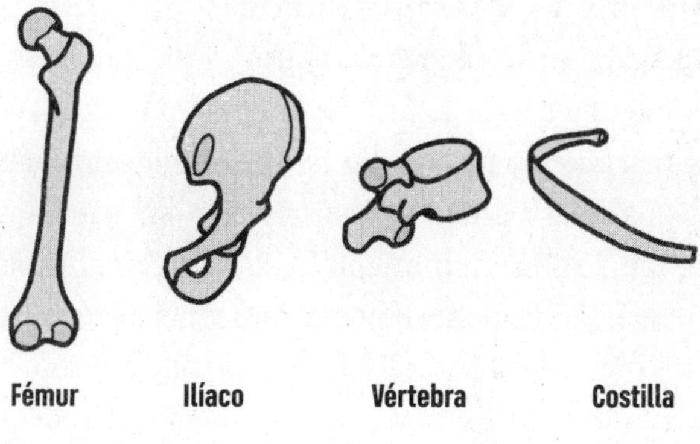

¿Sabías que existen huesos supernumerarios? No todo el mundo los tiene, ni se encuentran siempre en el mismo lugar, ni se trata del mismo número constante en todos los individuos. Por ejemplo, algunas personas tienen un par de costillas supernumerarias al nivel de las cervicales, es decir, lo que se conoce como «costilla de Eva».

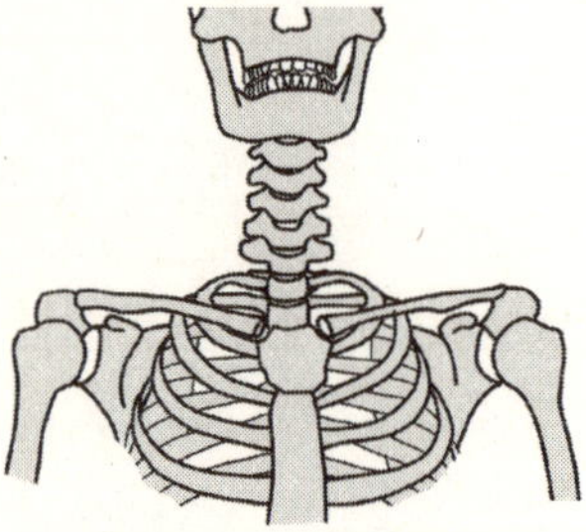

Número de costillas normal

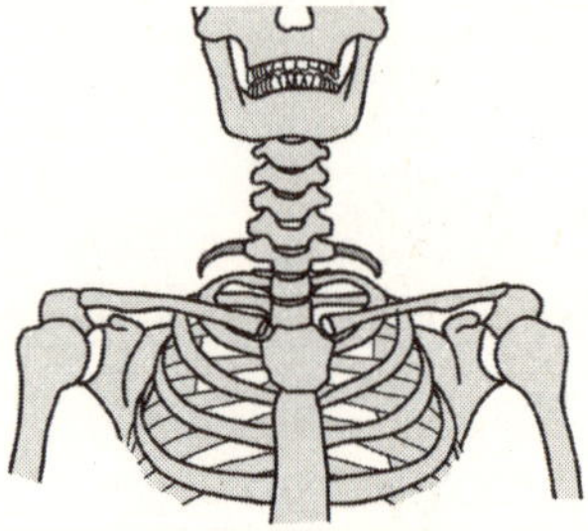

Costilla de Eva

Los huesos pueden moverse porque están conectados mediante las articulaciones, que poseen una superficie de deslizamiento llamada «cartílago». Para que los huesos se deslicen mejor, los cartílagos están lubricados y alimentados por el llamado «líquido sinovial». Este líquido no puede escaparse, pues está contenido dentro de la articulación por un tejido que permite cerrarla y forma la cápsula articular.

Los ligamentos refuerzan la cápsula articular. Un ligamento es como una banda de fortalecimiento que mantiene en su sitio la articulación para evitar las dislocaciones, conecta los huesos y permite la estabilidad pasiva de la articulación. Al mismo tiempo, los ligamentos son lo suficientemente elásticos como para permitir el movimiento de la articulación. A diferencia de los músculos, los ligamentos no se pueden contraer.

Si la articulación está sometida a una tensión demasiado

fuerte, los ligamentos se estiran y se lesionan. El tiempo de recuperación depende del tipo de ligamento, de su vascularización, de la gravedad de la lesión y de las otras estructuras lesionadas durante el traumatismo.

En el capítulo «Tu cuerpo siempre se adapta» voy a compartir contigo el tiempo promedio de adaptación según los diferentes tejidos.

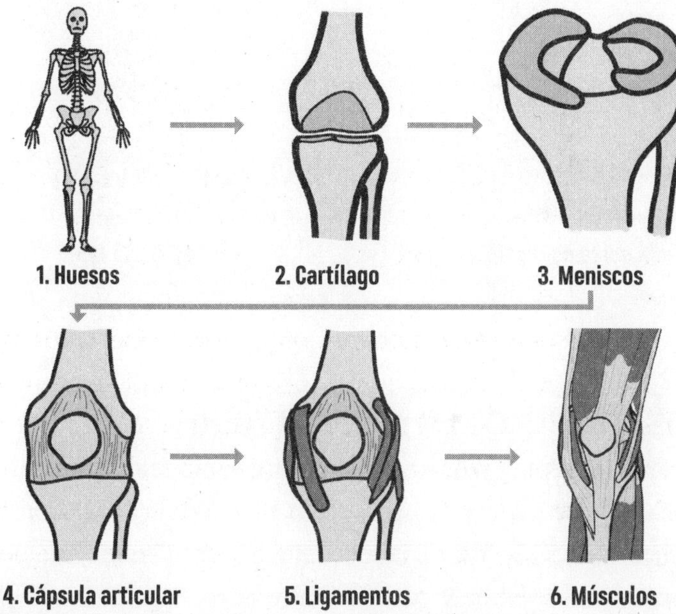

!

¿Y los meniscos? ¿Y los discos intervertebrales?

Algunas articulaciones soportan tanta carga que necesitan una estructura adicional para amortiguar los choques, y ahí intervienen los meniscos y los discos intervertebrales, que son como almohadillas de fibrocartílago y cuyo trabajo es absorber las fuerzas y repartirlas en el hueso de manera homogénea.

¿Cuál es la diferencia entre artrosis y artritis?

La artrosis es un desgaste progresivo de un cartílago, es decir, se trata de un proceso natural de envejecimiento que puede aparecer demasiado temprano. El cartílago tiende a desaparecer, haciendo que el roce se produzca directamente entre los huesos, lo cual no es nada agradable. Con el movimiento, eso puede generar dolor, aunque mejorará con el reposo y una ausencia de movilidad en las articulaciones.

Por su parte, la artritis es una inflamación de una articulación a causa de una infección, de un traumatismo o de una enfermedad autoinmune. En este caso, el dolor está presente también en el reposo. Son síntomas de artritis una articulación roja, caliente o hinchada, o una deformación de la misma. Adicionalmente, podría estar acompañada de otros síntomas como una pérdida de peso, cansancio, etcétera.

LOS MÚSCULOS LO MUEVEN TODO

Los músculos son tejidos que se contraen para realizar los movimientos o para frenarlos, participando así en la estabilidad de la articulación de manera activa. Se insertan en los huesos a través de los tendones. Así, generalmente, el músculo se halla entre dos tendones, siendo estos los llamados «músculos simples». No obstante, existen músculos que cuentan con diferente número de tendones, como, por ejemplo:

- Existen músculos con 3 tendones (2 cabezas): los bíceps.
- Existen músculos con 4 tendones (3 cabezas): los tríceps.
- Existen músculos con 5 tendones (4 cabezas): los cuádriceps.

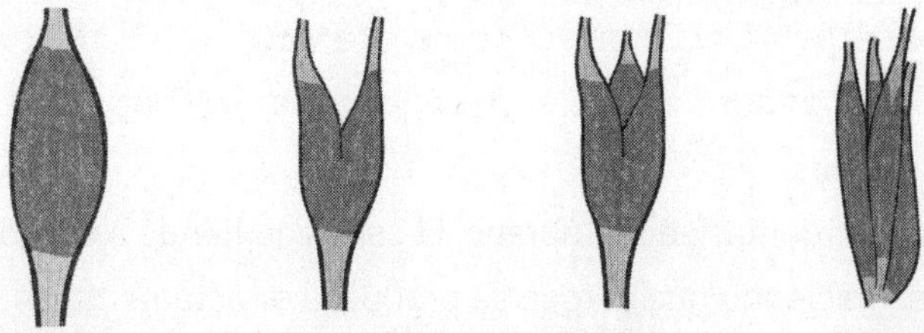

Los músculos pueden ser más o menos fuertes y más o menos elásticos, y sus capacidades mecánicas dependen del tipo y de la cantidad de fibras que los constituyen. La buena noticia es que tu estilo de vida influye directamente sobre este aspecto, como veremos en el capítulo «Tu cuerpo siempre se adapta».

¿Sabías que contraer los músculos es esencial para la circulación sanguínea? Los músculos de las piernas ayudan al corazón gracias al sistema de bomba muscular: cuando se contraen estos músculos, se comprimen las venas de la red profunda de las piernas, lo que favorece la circulación de la sangre hasta el corazón.

De hecho, la función de los músculos no es solo mover los huesos, sino que también regulan el volumen de los órganos, movilizan sustancias dentro del cuerpo y producen calor.

La tendinitis

Cuando el tendón de un músculo está sometido a demasiada intensidad, tu cuerpo reacciona generando una inflamación. Es una respuesta de defensa de tu cuerpo para decirte: «Detente, algo no está bien aquí, mejor deja de usar este tejido por un rato». Este mensaje se traduce en dolor, en hinchazón para limitar tu capacidad de mover este tejido y en calor. Este proceso de inflamación puede durar desde algunas horas o días hasta varios meses.

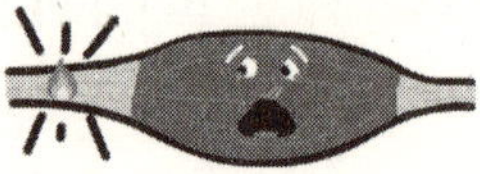

En el caso de la tendinitis, si la inflamación dura demasiado tiempo, suele generar una destrucción de las células del tendón y lo llamamos «tendinosis». En la tendinosis se forma un agujero dentro del tendón y este queda como si fuera un dónut. El problema es que, en este caso, las células no se regeneran dentro del tendón y esto lo debilita. Sin embargo, la buena noticia es que, pese al hueco que queda en el tendón, este puede volverse más fuerte si se lleva a cabo una buena rehabilitación, por lo que se generarán nuevas células alrededor del mismo. E incluso podría volverse más fuerte que antes de la tendinitis.

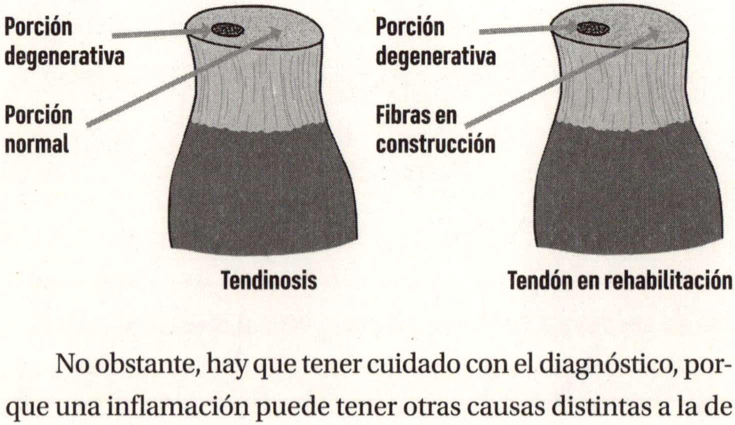

No obstante, hay que tener cuidado con el diagnóstico, porque una inflamación puede tener otras causas distintas a la de una sobrecarga. Es el caso de las infecciones, ya que un virus podría afectar a las articulaciones de tu cuerpo y generar una inflamación. Por ello, te recomiendo que consultes siempre a tu médico ante cualquier dolor nuevo. Un examen completo le ayudará a encontrar la causa de tu dolor y proponerte el tratamiento más adecuado a tu situación.

¿Y la fascia?

Los músculos están conectados entre ellos a través de la fascia, que es un tejido conectivo que envuelve todos los músculos. Constituye un esqueleto fibroso con una estructura similar a la de una telaraña en tres dimensiones: si separamos dos músculos del cuerpo que parecen pegados, la fascia se muestra, en efecto, como una telaraña. Esta red permite transmitir las fuerzas y equilibrar las tensiones del cuerpo.

De hecho, el sistema miofascial —que está compuesto por los músculos y la fascia que los envuelve— es un sistema donde todo está conectado: desde los pies hasta la cabeza.

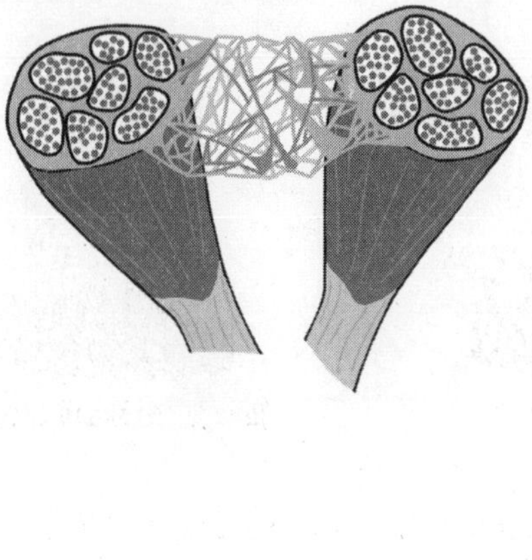

Ponte de pie, enfócate en los músculos de la planta de los pies y en los de las piernas, y levanta el brazo derecho. Vas a sentir que todos los músculos de los pies y de las piernas se activan; es decir, para equilibrar las tensiones y mantener tu equilibrio, todo tu cuerpo trabaja. Cuando levantas tu brazo, se estira el músculo dorsal ancho y la tensión se transmite hasta en la pelvis y las piernas gracias al sistema miofascial. Es como cuando estiras por un extremo la tela de tu camisa y esta se estira también por el otro extremo: las fibras de algodón de tu camisa son como el sistema miofascial que transmite las tensiones mecánicas a través de todo el cuerpo.

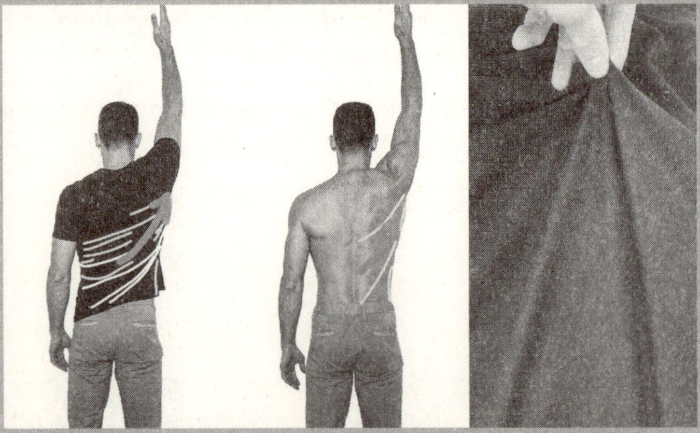

Moverse no es opcional, ya que tu cuerpo no puede sobrevivir sin movimiento. Las estimulaciones mecánicas son esenciales para el buen funcionamiento de las células, que necesitan estimulaciones mecánicas: tracción, compresión, torsión, fricción, vibración. Así, el movimiento, la posición y el estado de reposo de los músculos influyen en el buen funcionamiento de nuestras células.

Tomemos el ejemplo de la gravedad: la gravedad es una fuerza que se aplica constantemente sobre nuestras células. Desde los primeros vuelos espaciales, son bien conocidos los fenómenos de pérdida de masa ósea de los cosmonautas: entre el 1 y el 2 por ciento, cada mes que pasan en el espacio. La actividad de las células del cuerpo depende de la gravedad y de todas las otras estimulaciones mecánicas, como las contracciones musculares.

En resumen, sin músculo no hay movimiento, y sin movimiento no hay vida.

LOS NERVIOS

El cerebro utiliza el sistema nervioso para comunicarse con todo el cuerpo. A la hora de levantar el pie cuando caminas, por ejemplo, tu cerebro envía un mensaje hasta el nervio del músculo que necesita activar, y entonces el músculo se contrae y sube la punta del pie.

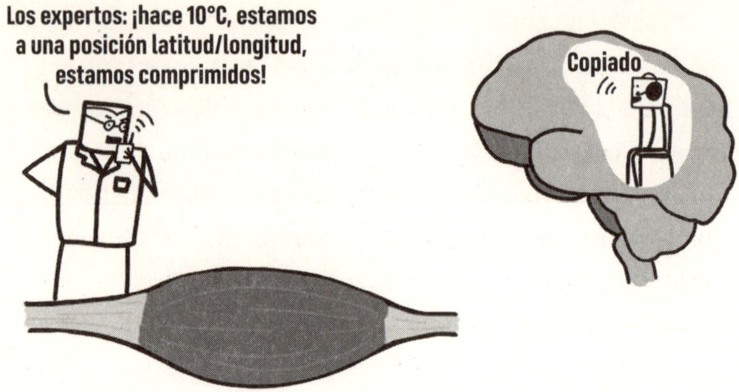

Pero el cerebro no solo manda mensajes, también los recibe. En todos los tejidos del cuerpo encontramos receptores sensoriales que captan una información (mecánica, propioceptiva, térmica, química) y la transmiten al cerebro a través de los nervios. El cerebro recibe la información, la analiza y decide mandar una respuesta o no (contraer un músculo, por ejemplo). La respuesta llega a los tejidos de nuevo gracias a los nervios.

Descubre tu cuerpo

Ponte frente a un espejo, con el mínimo de ropa posible y observa tu cuerpo. Presta atención a la posición de tus hombros y de tus caderas y a las asimetrías de tu cuerpo. Obsérvate de forma benevolente, sin juzgarte, y realiza 3-4 respiraciones profundas.

Ahora hazte estas tres preguntas:

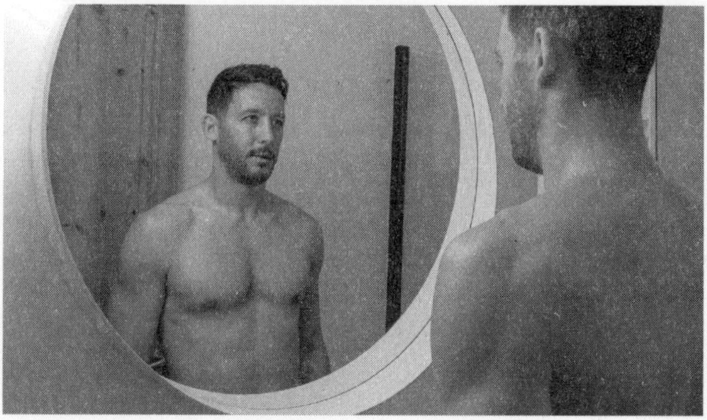

- ¿Qué cosas buenas tiene esa persona que veo en el espejo?
- ¿Qué cosas malas tiene quien te mira desde el espejo?
- ¿Qué es lo que más te gusta de esa persona?

Con este ejercicio podrás aprender a conocerte mejor.

2

NO HAY MALAS POSTURAS (¡Y TAMPOCO BUENAS!)

> Después de examinar a María, su médico le dice que tiene una pierna más corta que la otra, un hombro más alto que el otro y los pies planos. Le explica que los dolores le vienen de su postura. Cuando entró en el consultorio, María solo tenía un dolor lumbar. Ahora el médico le dice que está toda torcida.

EL MITO DE LA BUENA POSTURA

Cuando hablamos de dolores músculo-esqueléticos (los dolores de articulación, tendón o músculos) el culpable número uno parece ser siempre la postura. Generalmente, esta es una razón conveniente porque así te pueden vender correctores de postura o prendas que enderezan y ganar mucho dinero. Cuando no da resultados, es culpa tuya. En definitiva, tienes que adoptar una mejor postura.

Eso es falso. Lo primero que debemos tener en cuenta es que anatómicamente la espalda no es recta, tiene curvas normales. En las cervicales y en las lumbares tenemos una lordosis, esto es, una curvatura hacia dentro en la parte inferior de la espalda... En la zona dorsal, además, tenemos una cifosis, es decir, un encorvamiento hacia fuera de la espalda. Estas curvas varían de una persona a otra. Algunas personas tienen curvas muy importantes de manera natural y otras casi no tienen curvas. Y, sin embargo, no es un problema, es la normalidad de su cuerpo. Todos tenemos cuerpos distintos y las curvas dependen no solamente de nuestro entorno, de nuestro estilo de vida o de nuestra actividad física, sino también de nuestra genética.

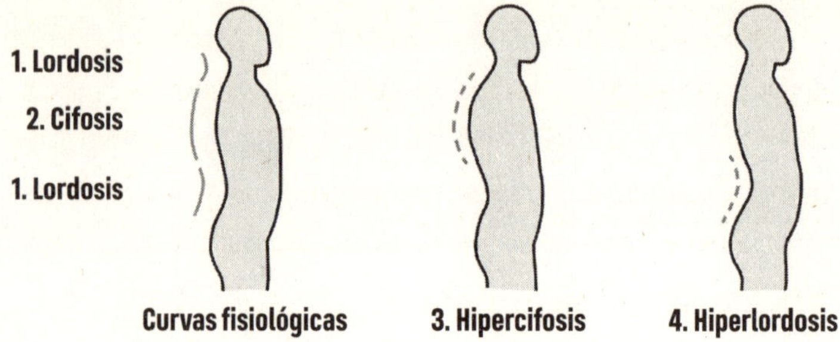

¿Sabías que tu cuerpo es asimétrico? Tenemos dos pulmones diferentes: el pulmón derecho tiene tres lóbulos, el izquierdo tiene dos. El hígado, un órgano que pesa aproximadamente 1,6 kilogramos, está ubicado en la parte derecha de tu cuerpo. El estómago, que pesa más o menos 60 gramos, está en la parte izquierda. No tiene sentido buscar simetría cuando esta simetría ni siquiera existe en la naturaleza.

LAS ASIMETRÍAS POSTURALES NO SON DESEQUILIBRIOS

Es importante destacar la diferencia entre los desequilibrios en el desarrollo muscular y las asimetrías de tu cuerpo. Que María tenga una pierna más corta que la otra, una escoliosis o un hombro más alto que el otro, no significa que posea desequilibrios musculares. Tu cuerpo puede ser asimétrico y funcionar perfectamente. La mayoría de las asimetrías vienen de la genética y son normales, así que lo importante no es lo que se ve, sino cómo se mueve tu cuerpo. Puedes tener una escoliosis muy acentuada y no notar ninguna dolencia ni limitación en tu movilidad o fuerza. De la misma manera, puedes tener un cuerpo que parece muy simétrico, pero sufrir muchos dolores.

Si analizamos nuestro estilo de vida, nos daremos cuenta de que hay un desequilibrio entre los diferentes tipos de movimientos que realizamos. Por ejemplo, casi no usamos los músculos de la espalda. El *Homo sapiens* se caracteriza por ser una especie que puede caminar y correr durante mucho tiempo, lo cual implica una gran actividad muscular de la espalda. Además, también solía cazar, es decir, arrojaba piedras o lanzas, lo cual exige realizar movimientos que estimulan toda la musculatura de la espalda y de los hombros. Pero ¿qué sucede en la actualidad? A no ser que practiques una actividad física regular, es probable que prácticamente no utilices los músculos de tu espalda, excepto a la hora de levantarte de una silla.

- Solemos usar bastante los músculos anteriores del cuerpo, como los músculos pectorales, los bíceps braquiales, los trapecios (la parte superior, que eleva los hombros).
- Usamos muy poco los músculos posteriores, como el manguito rotador, los extensores de la espalda, los romboides...

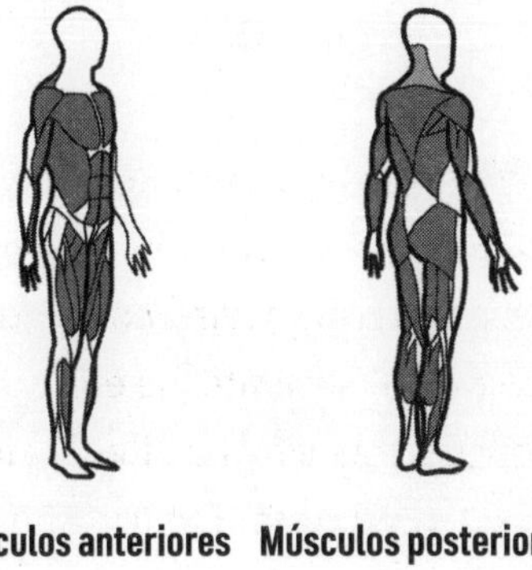

Músculos anteriores Músculos posteriores

Todo lo anterior explica por qué solemos observar la misma postura en las personas sedentarias: cabeza adelantada y hombros caídos. En definitiva, tu actividad física define más tu postura que tu genética.

Pero, como hemos visto anteriormente, la postura no es el problema. En este caso, la postura es la consecuencia de la inactividad, no es la causa del dolor.

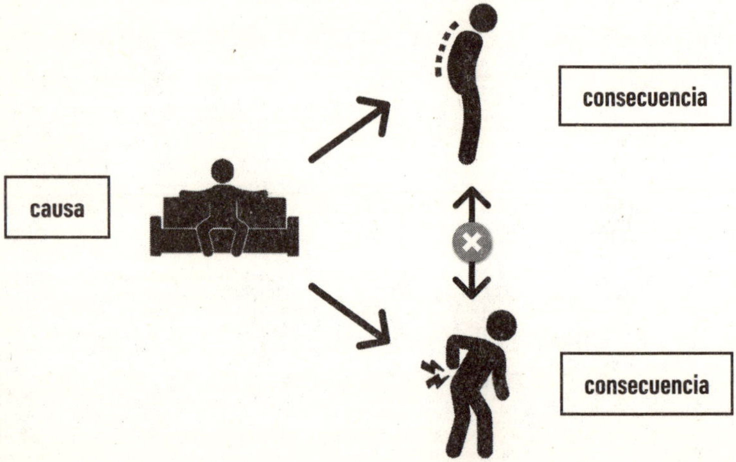

EJERCICIOS PARA HACER EN LA OFICINA

Hacer pausas activas durante el trabajo no es solamente bueno para tu cuerpo. ¿Sabías que ayuda también a mejorar la irrigación sanguínea, la productividad y la agilidad mental, y disminuye el estrés? Dado que muchas enfermedades y dolores vienen de la actividad en el trabajo, es muy importante integrar estas pausas en tu jornada laboral. ¡Además, los beneficios son inmediatos!

Cuello: la doble papada

Este ejercicio permite activar los músculos erectores del cuello y de la cabeza. Te ayudará a compensar la «cabeza adelantada».

Enderézate en la silla y, a continuación, realiza estos movimientos:

1. Baja el mentón en dirección al pecho.
2. Empuja la cabeza hacia atrás, manteniendo el mentón lo más bajo posible.
3. Puedes sostener la posición cinco segundos y relajarte.

Deberías sentir una tensión muscular en la parte baja del cuello, incluso entre los omoplatos.

¿Cuántas veces debes hacerlo? Realiza de tres a cinco repeticiones.

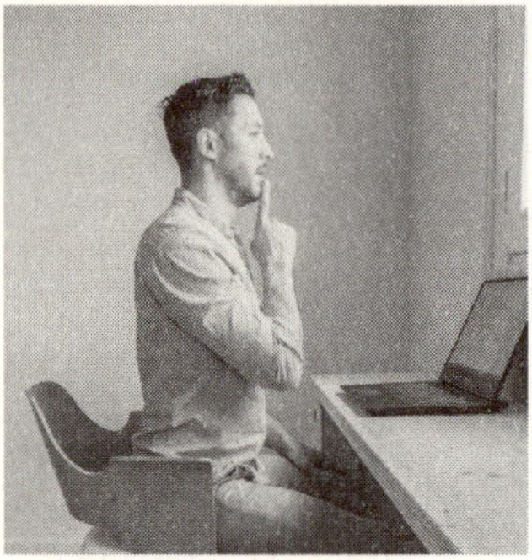

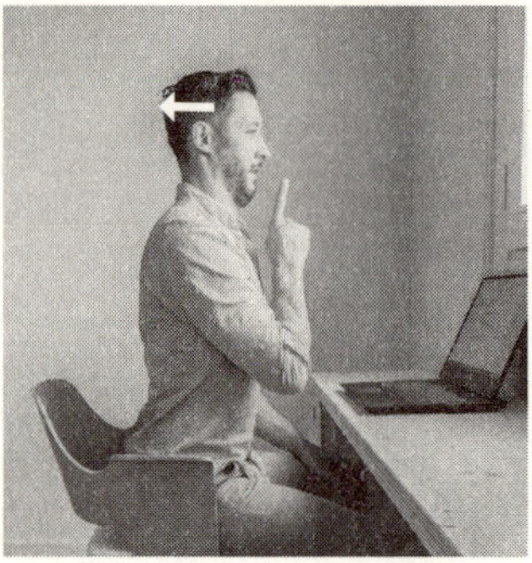

Hombros y espalda: el cactus

Con este ejercicio vamos a activar los músculos del manguito rotador en el hombro (músculos posteriores) y la zona entre los omoplatos (los romboides). Permite enderezar la columna y empujar los hombros hacia atrás.

Enderézate y, a continuación, realiza estos movimientos:

1. Eleva los codos sobre el lado hasta 80°, más o menos (quédate por debajo de 90°).
2. Empuja los codos hacia atrás sacando el pecho.
3. Mantén los codos en la misma posición y gira los hombros para subir las manos en dirección al techo.
4. Ahora eleva los brazos en dirección al techo, manteniendo las manos y los codos lo más atrás posible.

Quizá no puedas elevar totalmente los brazos, no pasa nada. Detén el movimiento antes de que notes que se vuelve doloroso.

! ¿Cuántas veces debes hacerlo? Realiza entre tres y cinco repeticiones.

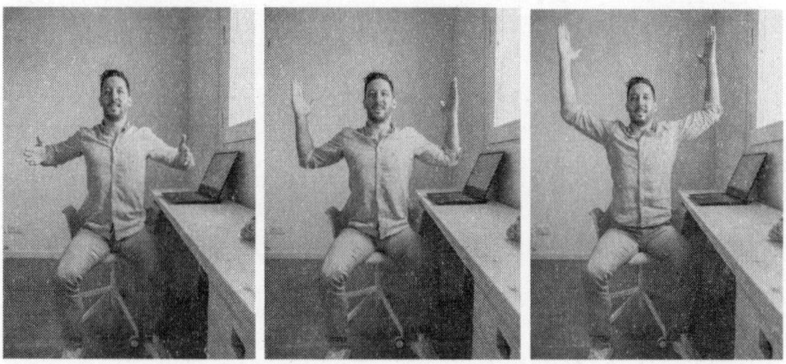

Espalda baja: el *twist*

Vamos a descomprimir la espalda baja para un alivio total.

En posición sentada, realiza estos movimientos:

1. Abre las piernas.
2. Inclínate hacia delante con los brazos entre tus piernas.
3. Apoya una mano sobre la rodilla del mismo lado, y, con la otra mano, agarra el tobillo opuesto.
4. Endereza la espalda y gírala ayudándote con las dos manos, pero no fuerces.

Puedes agregar flexiones y extensiones de espalda baja mientras estás estirando.

❗ ¿Cuántas veces debes hacerlo? Realiza dos repeticiones a cada lado.

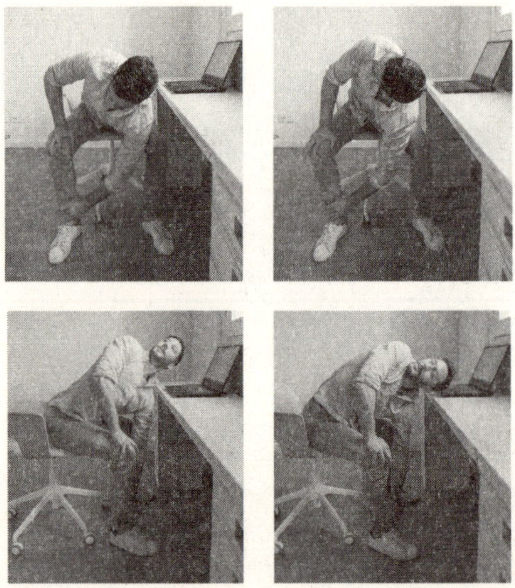

Los brazos: la llave de judo

Vamos a realizar un movimiento simple que puede ayudar cuando tienes irradiaciones en el brazo o dolores de muñeca.

Extiende el brazo en dirección al suelo y realiza estos movimientos:

1. Gira todo el brazo en rotación interna, hasta que tu

hombro se adelante. Termina el movimiento con una flexión de muñeca.

2. Vuelve a la posición inicial y gira ahora en rotación externa hasta que tu hombro empuje hacia atrás. Puedes doblar el codo y extender la muñeca al final del movimiento.

Durante cada repetición puedes intentar ir un poco más lejos en el movimiento y sostener la posición de tres a cinco segundos. Deberías sentir un estiramiento en el hombro, en el antebrazo y en la muñeca.

❗ ¿Cuántas veces debes hacerlo? Realiza tres movimientos con cada brazo.

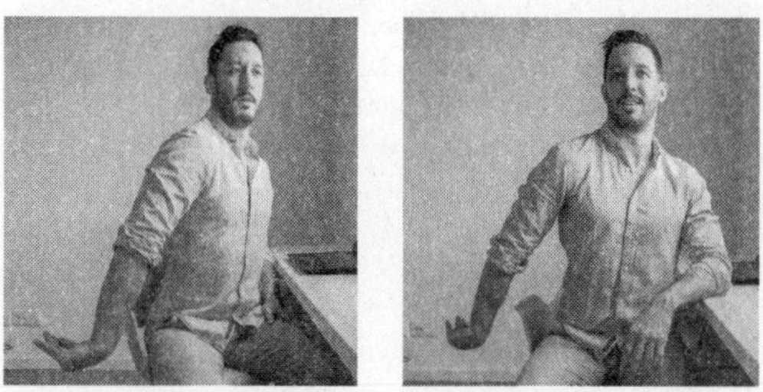

Rotación interna de hombro

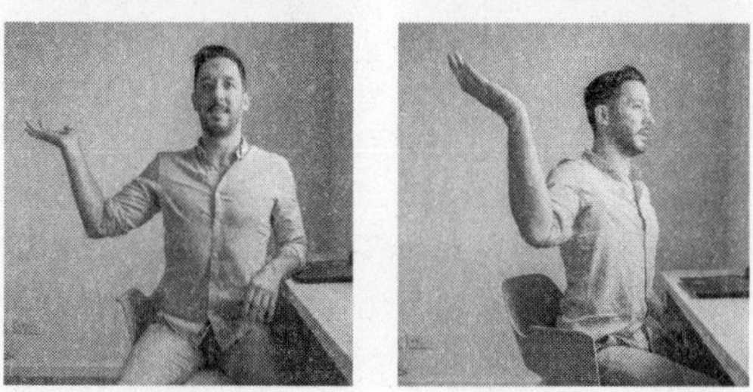

Rotación externa de hombro

Las manos: la oración

¿Tienes dolores de muñecas y problemas de canal o túnel carpiano? Los siguientes movimientos ayudarán a relajar tus músculos alrededor de las muñecas:

1. Junta las manos palma contra palma como si fueras a rezar.
2. Baja las manos hasta tener los antebrazos alineados en posición horizontal.
3. Empuja suavemente con las manos hacia un lado y después hacia el contrario.

Deberías sentir una leve tensión en las muñecas y los antebrazos.

Variación: puedes empujar con los dedos de las manos en extensión juntos, hacia uno y otro lado, para aumentar la tensión durante los movimientos.

¿Cuánto tiempo debes hacerlo? Realízalo entre uno y dos minutos.

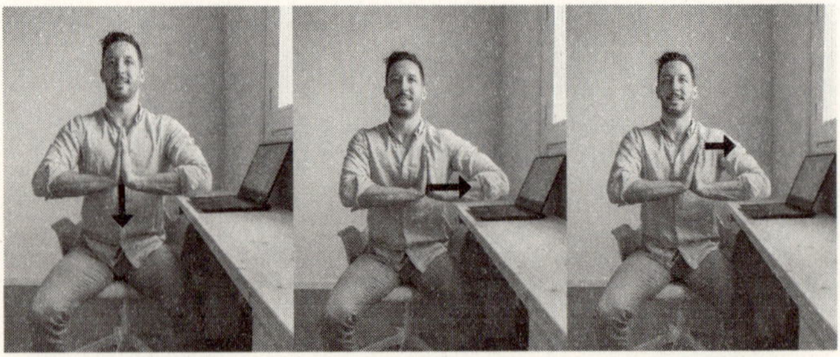

Los ojos: la acomodación visual

Cuando permanecemos mucho tiempo delante del ordenador, nuestros ojos de cansan. Es más, si miras durante horas en la misma dirección y a la misma distancia, tus ojos pueden perder con el tiempo su capacidad de acomodación. Esto genera diferentes problemas en nuestra vista, como la dificultad de enfocar de lejos a cerca o de cerca a lejos y a la hora de leer.

Parpadea varias veces primero, hasta que tus ojos se vuelvan húmedos, y a continuación realiza este ejercicio:

1. Pon tu dedo delante de tu nariz y trata de enfocar la vista en el dedo.
2. Sin mover el dedo, ahora enfoca un punto mucho más alejado.
3. Repite el proceso cambiando la posición de tu dedo: por los lados, hacia arriba y hacia abajo.

❗ ¿Cuánto tiempo debes hacerlo? Realízalo de uno a dos minutos.

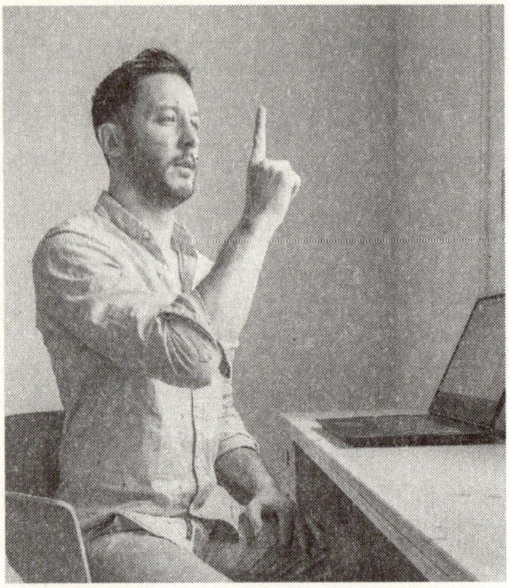

Mira tu dedo hasta acomodar tu visión

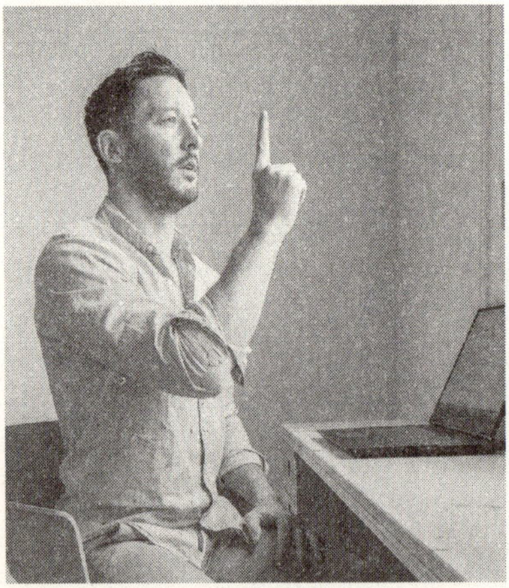

Y después mira un punto lejos hacia delante

No tienes que realizar todos los ejercicios seguidos. Tu pausa activa no debe ser muy larga, bastará con que dure cinco minutos. Pero te recomiendo hacer pausas cada hora o cada media hora. También puedes levantarte y caminar, pues no hay mejor actividad física que una buena caminata.

¿Conoces el método Pomodoro?

El método Pomodoro es una técnica para mejorar la productividad y fue creada en los años ochenta del siglo pasado. Se basa en dividir el tiempo de trabajo en intervalos de 25 minutos, seguidos de 5 minutos de descanso, lo cual se traduce en la ecuación:

1 intervalo (25 min) + 1 pausa (5 min) = 1 pomodoro

Cada cuatro pomodoros se hace una pausa más larga de 20 minutos más o menos. Aprovecha las pausas para realizar tus ejercicios y con esta técnica te volverás más eficaz y más saludable.

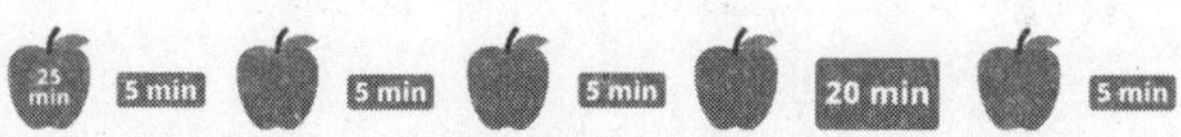

3
TU CUERPO SIEMPRE SE ADAPTA

María se acuerda de cuando era joven y siempre estaba activa y se sentía muy orgullosa de su cuerpo. Nunca fue delgada, pero tenía los músculos tonificados y fuertes. Ahora, los músculos desaparecieron, se siente encorvada y no puede ponerse la misma ropa. El cuerpo de María se adaptó a su estilo de vida.

EL CUERPO ES COMO UNA ESTATUA DE ARCILLA

Todos somos diferentes. Tenemos una estructura y una densidad ósea específica, tenemos huesos más o menos largos, tenemos más o menos fuerza... Nuestro cuerpo es el resultado de nuestra genética y de todas las experiencias que vivimos.

Durante la gestación, el feto recibe muchos estímulos que proceden del exterior. La actividad física de la madre, su alimentación y sus posturas prolongadas o no influyen sobre el posicionamiento del feto en el útero. Esta posición del bebé y todos los movimientos que realiza durante el parto influirán en su desarrollo musculoesquelético.

Antes del nacimiento, cada cuerpo ya tiene una base diferente a la de los demás seres humanos.

Durante el resto de su vida, el bebé-niño-adolescente-adulto recibirá nuevas estimulaciones únicas que modelarán su «estatua de arcilla». Cada traumatismo, cada actividad, cada contracción muscular y cada estimulación sensorial o emocional moldea nuestra estatua y nos hace únicos.

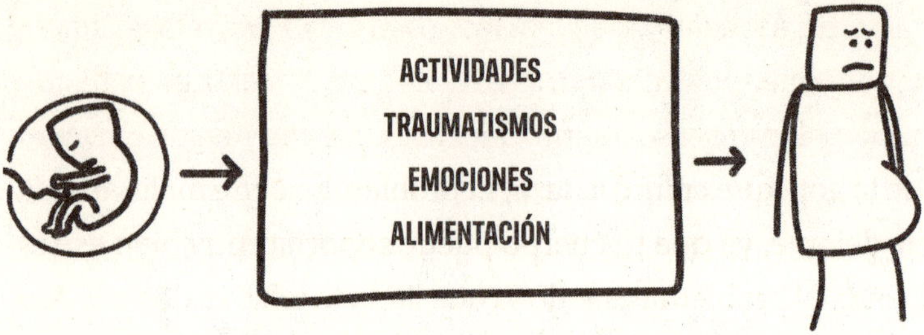

Tus actividades definen también cómo se activa tu material genético.

Si consideramos, por ejemplo, a dos personas gemelas que nacen con un genoma idéntico, y una de ellas permanece durante quince años postrada en la cama sin moverse, esta última no tendrá el mismo desarrollo muscular que su hermano o hermana, que además entrena todos los días. Este último podría convertirse en atleta olímpico, mientras que la otra persona gemela terminará, como mínimo, con dolor de espalda.

Quién eres no importa tanto como lo que haces.

VACÍA TU TAZA

¿Te ha gustado la imagen de la estatua de arcilla? Ahora vamos a cambiar de imagen: ¡tu cuerpo será como una taza! Esto te servirá para comprender cómo funciona tu cuerpo.

Cada estrés que afecta a tu cuerpo va a contribuir a llenar un poco más tu taza: el sedentarismo, la presión en el trabajo, las ocho horas que pasaste sentado hoy, la falta de sueño, tus creencias limitantes (como el miedo a moverte), etcétera. Lo bueno es que tu taza es grande, tiene mucha capacidad. Así que todo va bien... hasta que su contenido empieza a rebosar.

Durante días y días llenaste tu taza con todo ese estrés y, lamentablemente, esta mañana, el simple hecho de inclinarte hacia delante bruscamente para levantar a tu hijo de diez kilos fue la gota que colmó la taza. El problema no fue inclinarte hacia delante, ya que tu cuerpo puede soportar muy bien ese esfuerzo. El problema es todo lo que llena tu taza, es decir, la acumulación de estrés que ha soportado tu cuerpo.

Para que no rebose tu taza, tienes que vaciarla. Disminuye un poco el estrés, cuida tu alimentación, duerme más y bien, prepara tu cuerpo antes de realizar esfuerzos (calentar los músculos)... Pero esta no es la única manera. Otra estrategia muy eficaz es aumentar el tamaño de tu taza o, en otras palabras, preparar tu cuerpo para hacerlo más fuerte y más resistente al estrés. Si quieres ser capaz de levantar a tu niño de diez kilos del suelo, entrena tu cuerpo a levantar primero pesas de cinco kilos; después, de siete kilos e incluso hasta de quince kilos si quieres. Cuanto más preparado esté tu cuerpo, menos riesgo de lesionarte tendrás.

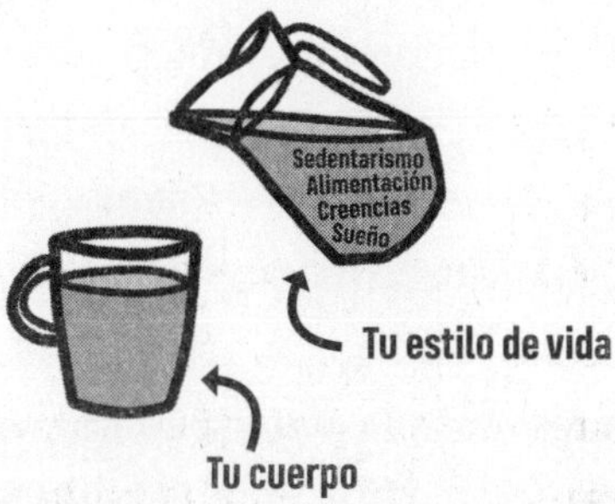

Tu cuerpo se adapta... ¡para lo mejor y para lo peor!

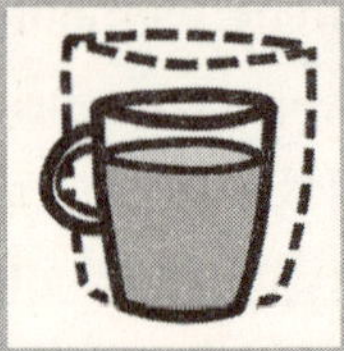

¡Cuidado! Tu taza puede ver reducida su capacidad. Si no estimulas tu cuerpo lo suficiente, va a perder progresivamente sus capacidades. Esto es lo que ocurre cuando tienes que quedarte inmovilizado en la cama durante tres meses después de una operación. En esas circunstancias, incluso caminar supone un esfuerzo demasiado intenso para el cuerpo y vas a necesitar una rehabilitación, con ayuda de un fisioterapeuta, para recuperarte.

TODOS LOS TEJIDOS NO SE ADAPTAN DE LA MISMA FORMA

Nuestra capacidad de adaptación varía según el tipo de tejido, y la capacidad de adaptación de un tejido depende de su vascularización. De hecho, los tejidos que están muy vascularizados, como la piel, se adaptan muy rápido; otros, como los ligamentos o los discos intervertebrales, se adaptan poco.

A continuación, expongo el tiempo promedio de adaptación en función de cada tejido:

- La piel: desde unos minutos hasta algunas semanas.
- Los músculos: desde unos días hasta 6 meses.
- Los huesos: desde unas semanas hasta 3 meses.
- Los ligamentos: desde 3 semanas hasta 6 meses.
- Los tendones: desde 3 semanas hasta 3 años.

Como habrás deducido, en ningún caso se puede precisar el tiempo de recuperación, ya que este depende de muchísimos factores: la edad, la alimentación, el tiempo que se dedica a descansar, el estilo de vida... Los tiempos que indico son solo orientativos y están basados en algunos estudios científicos y en la experiencia clínica de diferentes terapeutas. Sin embargo, es importante aclarar que no existe una evidencia científica sólida que avale por completo esta información.

NO HAY MALOS MOVIMIENTOS, SOLO HAY INTENSIDADES INADAPTADAS

> Hasta la semana pasada, María nunca se preocupó por su postura cuando se inclinaba hacia delante. Si, por ejemplo, se le caía una hoja de papel o un lápiz, para recogerlos solía encorvar la espalda, y durante cuarenta años esto no fue en absoluto un problema. El fin de semana pasado ayudó a su hijo mayor en su mudanza. Empezaron con el sofá. María intentó adoptar la mejor postura posible, pero al primer intento su espalda se bloqueó. Sintió un dolor muy agudo y no pudo moverse más. El cuerpo de María no estaba acostumbrado a levantar cosas pesadas. Aun con la mejor postura, este esfuerzo fue demasiado intenso para ella.

Los movimientos no son malos o buenos, siempre depende del contexto:

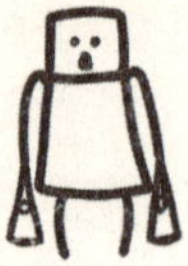

• Llevar la bolsa de la compra con cuatro kilos de peso desde el supermercado hasta tu automóvil no es lo mismo que llevar una bolsa de 15 kilos hasta un tercer piso sin ascensor.

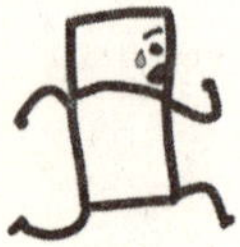

• Correr cada mañana un minuto para no perder el autobús no es igual que correr 45 minutos cada dos días.

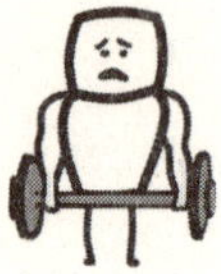

• Practicar CrossFit cinco veces a la semana al 120 por ciento no es como entrenar a tu ritmo dos veces a la semana.

Para evitar las lesiones, necesitas adaptar la intensidad de tus esfuerzos a tus capacidades. Si tu cuerpo está expuesto a una intensidad demasiado importante, no tiene la capacidad para adaptarse y va a tener que compensarla, es decir, modificar sus patrones motores, lo que sucederá es que algunos tejidos van a terminar sobrecargados. Así es como aparece la tendinitis.

Tomemos otro ejemplo. En este caso se trata de José, que practicó fútbol durante quince años y nunca se lesionó. Ahora hace cinco años que no tiene tiempo para entrenarse, y ayer se reunió con sus amigos para dar unos pases de pelota y, a los veinte minutos, se hizo un esguince en la rodilla.

El cuerpo de José ya no está preparado para jugar al fútbol. Desde que no se entrena, ha perdido progresivamente sus capacidades. Y, ahora, jugar al fútbol supone realizar un esfuerzo demasiado intenso para su cuerpo. En este caso, José tiene dos soluciones:

- O disminuye la intensidad: deja de jugar a fútbol con sus amigos.
- O aumenta la capacidad de su taza: prepara su cuerpo progresivamente para que sea más fuerte, para volver a su estado físico de antes.

En resumen, no hacer lo suficiente es peligroso porque tu cuerpo pierde su capacidad para resistir a los esfuerzos, y hacer demasiado es aumentar el riesgo de lesión. Por ello, es muy importante adaptar la intensidad del esfuerzo a tus capacidades.

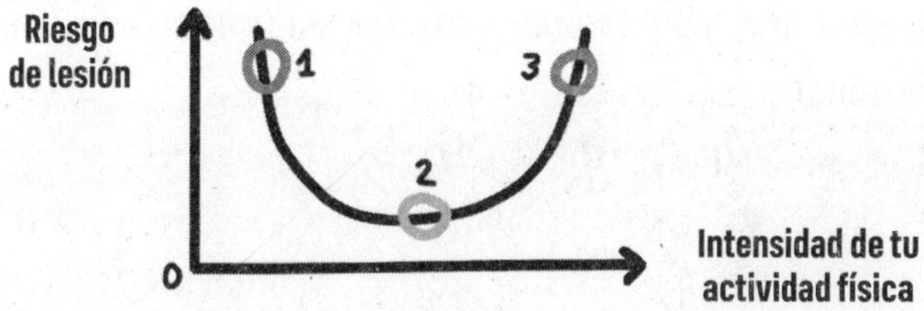

¿Cómo puedes adaptar los esfuerzos a tu cuerpo?

Hay muchas cosas que puedes modificar para disminuir o aumentar la intensidad de un esfuerzo:

- La intensidad de la fuerza (una carga más o menos pesada).
- La frecuencia de exposición (número de repeticiones de un mismo movimiento).
- El tiempo de exposición a una fuerza (postura sostenida en el tiempo, como por ejemplo una plancha).

- La velocidad de aplicación de la fuerza (movimientos rápidos o lentos).
- Las características del entorno (calor, frío, humedad…).

Las capacidades de tu cuerpo son también muy variadas, entre ellas se destaca:

- Tu fuerza muscular.
- Tu resistencia muscular (el tiempo que logras sostener el esfuerzo).
- Tu propiocepción (la capacidad de tu cuerpo de transmitir una información a tu cerebro para generar la reacción más rápida posible).
- El rango de movimiento de tus articulaciones.
- El control muscular durante el movimiento (tu capacidad de generar fuerza en todo el rango de movimiento de una articulación).
- La elasticidad muscular.

Tus emociones, tu cansancio y tus creencias también pueden afectar a tus capacidades. Y estas últimas también varían en función del momento del día. Por ello, te recomiendo estar muy atento a tu estado físico, mental y emocional durante el día. Escucha a tu cuerpo. Aprende a hacer un chequeo de tu cuerpo antes de ir a entrenar, al despertarte por la mañana o antes de ir a dormir.

Si te sientes muy bien, podrás entregarte al cien por cien durante un entrenamiento. Si estás cansado o enojado, acéptalo y adapta tu entrenamiento, o incluso no dudes en posponerlo para otro momento. Si es preciso, habla con tus amigos o con tu familia y adapta tus esfuerzos a tu energía.

¿Cómo puedes saber cuál es la buena intensidad para tu cuerpo?

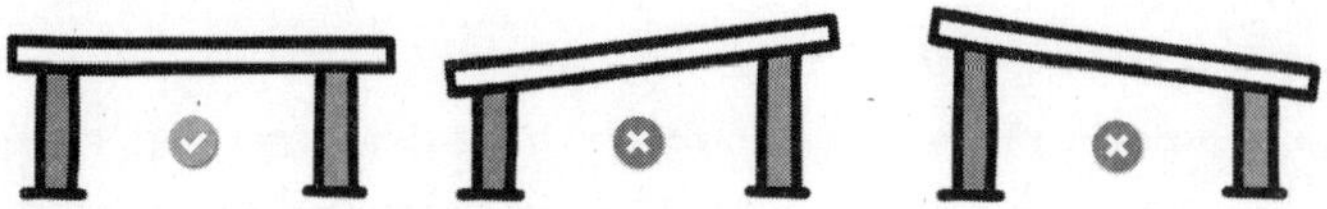

Intensidad de tu actividad física

Capacidades de tu cuerpo

La mejor manera de conocer tus capacidades y tus límites es probar. Empieza con un ejercicio fácil y observa cómo reacciona tu cuerpo. Puedes tener en cuenta estas observaciones:

- Si tienes dolores al realizar el entrenamiento o contracturas importantes que duran más de 48 horas después del ejercicio, quizá sea demasiado intenso para tu cuerpo. La próxima vez vas a disminuir la intensidad del ejercicio, es decir, el peso, el número de repeticiones o el rango de movimiento, o incluso vas a cambiar de ejercicio, porque quizá tu cuerpo aún no esté preparado para realizarlo. No pasa nada, existen miles de ejercicios diferentes y encontrarás uno adaptado a tus capacidades.
- Si no tienes ninguna reacción desagradable, con el tiempo puedes ir aumentando progresivamente la intensidad.

En definitiva, lo ideal es ir construyendo poco a poco unos músculos que sean capaces de realizar lo que te gusta hacer.

LA ECONOMÍA DE ENERGÍA

Úsalo o piérdelo

El cuerpo siempre busca el camino más eficiente y trata de economizar energía en cuanto puede. Si no usas una parte de tu cuerpo, no la vas a alimentar. Es importante entender que el oxígeno y los nutrientes que recibe tu cuerpo gracias a la alimentación y la respiración son limitados, así que debe usarlos con cautela. Por ello, cuando no mueves una parte de tu cuerpo, el flujo sanguíneo disminuye en esa zona, pero después de un rato sin usar una parte de tu cuerpo, las células se van a autodestruir, y así es como perdemos masa muscular.

Situación n.º1

Mientras estás leyendo este libro, permaneces sentado, encorvando tu espalda, y te quedas inmóvil durante mucho tiempo. No necesitas moverte y, de hecho, no necesitas contraer tus músculos. Estos se van a relajar y el flujo sanguíneo dentro de los músculos baja, así que tu cuerpo va a encontrar una postura que economiza energía, un equilibrio articular que no necesita ninguna contracción muscular.

Después de una hora, quieres levantarte para hacer una pausa. El flujo sanguíneo es bajo dentro de los músculos; de hecho, estos no están preparados para activarse. Te cuesta moverte durante uno o dos minutos y quizá te duela un poco, pero al moverte, el flujo sanguíneo aumenta dentro de los músculos para alimentarlos y las células reciben suficiente oxígeno para funcionar normalmente. Y, con ello, los músculos pueden funcionar de manera óptima y desaparece tu dolor.

Situación n.°2

Vamos a aumentar un poco la intensidad. Empezamos a correr, con un ritmo alto, o llevamos a cabo un entrenamiento de alta intensidad. Como las células no reciben suficiente oxígeno para cumplir su trabajo, necesitan recurrir a las reservas de energía. En ese momento, el cuerpo va a entrar en un ciclo de consumición de energía menos eficaz. Eso es lo que llamamos «ciclo anaeróbico», y funciona bien durante un rato, pero no puede durar mucho, así que es imposible mantener un esfuerzo máximo durante bastante tiempo.

Si se repite esta misma demanda excesiva en tus células con frecuencia, tu cuerpo va a adaptarse. Va a construir más células musculares y una mejor vascularización en los tejidos (más arterias). Este proceso de adaptación solo funciona si tienes una buena alimentación y duermes bien.

Cuando realices los próximos esfuerzos, tu cuerpo estará mejor preparado para mantener un buen rendimiento, porque gastará menos energía.

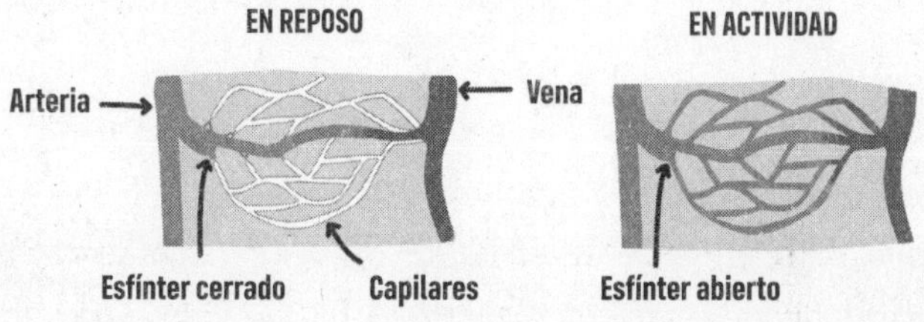

Tu cuerpo tiene una capacidad muy grande de adaptación. Nunca es tarde para cambiar, pero solo tú puedes elegir si vas a cambiar para mejor o para peor. Lo que haces —y lo que no haces— ahora, determina quién serás mañana.

4
EL DOLOR ES COMPLEJO Y NO SIEMPRE ES GRAVE

UN DOLOR NO SIGNIFICA UNA LESIÓN

El cuerpo soporta muy bien los desequilibrios, pues, como vimos en el último capítulo, tiene una capacidad de adaptación increíble. Sin embargo, cuando los desequilibrios se multiplican o son demasiado importantes, tu taza se llena y el riesgo de lesión aumenta.

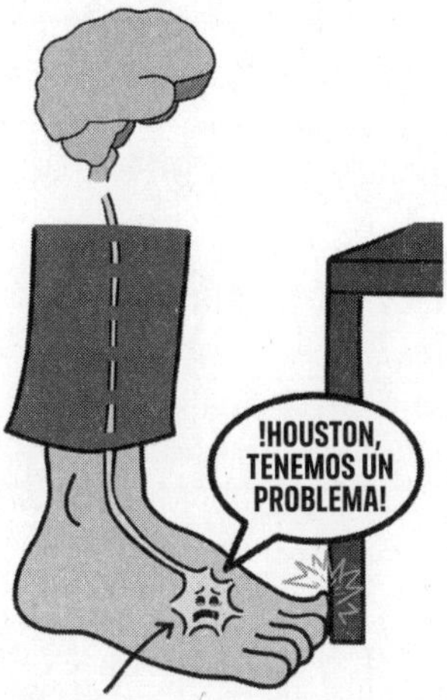

En el primer capítulo comprobamos cómo funcionan los nervios.

Respecto a los tejidos, en los tendones, por ejemplo, encontramos un montón de receptores. Algunos son expertos en medir la tensión; otros, en medir la temperatura; otros, en medir la presión... Todos esos receptores envían constantemente las informaciones que recibe el cerebro a través de los nervios.

Mientras tanto, en Houston (NASA)

El cerebro recibe toda la información de lo que percibimos. Su trabajo es analizarla para saber si tiene que reaccionar o no, y para ello va a utilizar su experiencia, va a comparar esta situación con todas las situaciones que experimentó en el pasado.

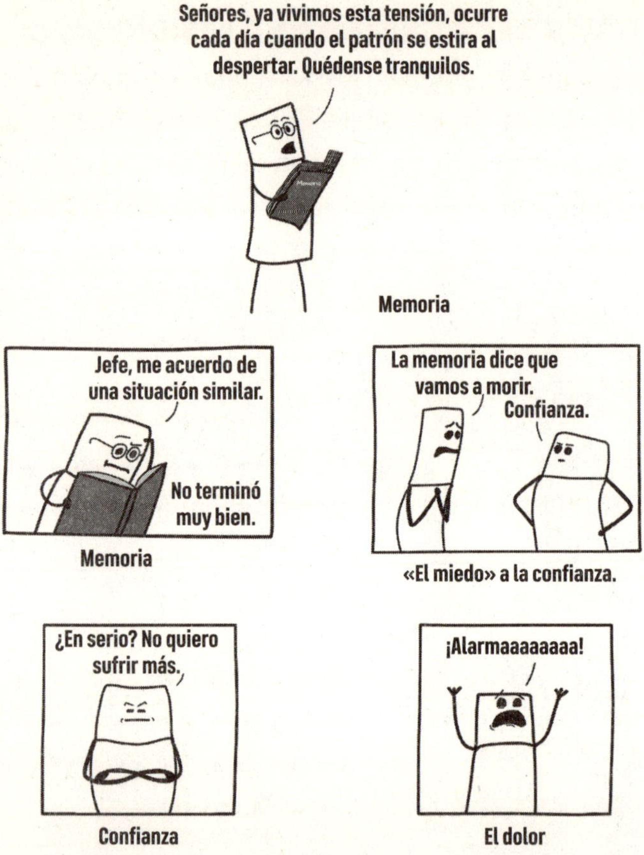

Y, así, el cerebro decide reaccionar con el dolor y contrae los músculos para evitar el peligro (para sacar la mano del fuego, por ejemplo, o para bloquear las lumbares y evitar ir más lejos en el movimiento). Aún no está lesionado ningún tejido, porque el dolor es solo una señal de alarma. Obviamente, si el traumatismo es demasiado grande, los tejidos se pueden lesionar, pero es posible tener un dolor sin lesión o una lesión sin dolor. De hecho, muchas lesiones no generan dolores, ni limitaciones. Entre el 20 y el 30 por ciento de las personas que no sufren de la espalda tienen una hernia discal.

Personas de 20 años sin dolor de espalda | **Personas de 80 años sin dolor de espalda**

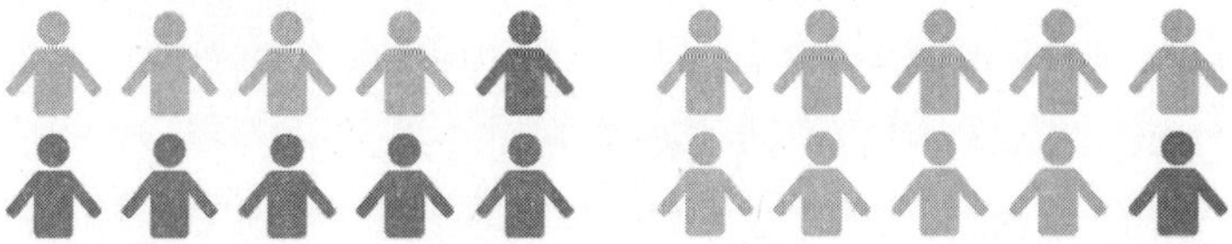

+37% tiene degeneración de discos | **+96% tiene degeneración de discos**

En el caso del hombro, si consideramos la proporción de personas que tienen una lesión del manguito rotador:

- El 65 por ciento no tiene síntomas.
- El 35 por ciento sufre del hombro.

No me equivoco, son más las personas que no tienen dolor que quienes lo padecen.

LO QUE AGRAVA O DISMINUYE EL DOLOR

La semana anterior, María estuvo sobrecargada de trabajo en la oficina, recibió mucha presión por parte de su jefe y, para colmo, no durmió bien porque su hijo estaba enfermo. El dolor de espalda de María era insoportable. Para que se distendiera esa semana, su marido le propuso ir a pasear con los niños. Hacía años que no daban un paseo en familia. El cielo estaba despejado y, durante ese azul y hermoso día, María no pensó ni un segundo en su dolor de espalda.

Como he explicado anteriormente, el movimiento o el esfuerzo que estás haciendo no es el único factor que influye sobre la aparición del dolor. Muchas cosas en tu entorno pueden hacerte más sensible al mismo. Por ejemplo, las bailarinas son más propensas a las lesiones cuando tienen altos niveles de estrés o de ira, y la falta de sueño también está asociada a riesgos de lesiones más altos. Esos factores son biopsicosociales, es decir, corresponden a todas las áreas de la vida y pueden afectar tu tolerancia al dolor.

Voy a poner un ejemplo muy frecuente de cómo tus creencias pueden influir en tu sensibilidad al dolor. Seguramente, tuviste contracturas en las piernas después de un entrenamiento intenso o de una caminata larga, alguna de esas contracturas que duelen cuando subes las escaleras al día siguiente. No suelen preocuparnos, nos reímos de ellas, aguantamos porque sabemos que se nos van a pasar. Pero cuando se trata de la espalda baja, después de un entrenamiento intenso con ejercicios de espalda, ¿cómo reaccionas si tienes contracturas al día siguiente? La primera reacción es pensar: «Creo que me lesioné». No importa la intensidad del dolor, el nivel de preocupación es totalmente diferente; en ningún momento consideramos que solo son contracturas, y queremos que nos hagan una resonancia magnética para ver si tenemos una hernia o no.

El dolor es mucho más que una señal, se trata de una experiencia biopsicosocial que no nace solamente en los tejidos, sino también en la cabeza. De hecho, no es sorprendente ver que el motivo número uno de las consultas médicas no es para «aliviar el dolor», es para saber «por qué duele». Una vez que lo sabes, el dolor es más tolerable, porque el cerebro está constantemente influenciado por tus emociones.

EL PLACEBO Y EL EFECTO CONTEXTUAL

¿Has oído hablar del efecto placebo? Si tu cerebro cree que un tratamiento te va a ir bien, suele generar un alivio de tus síntomas. Y eso no sucede solamente en tu mente, sino que genera también cambios fisiológicos. Por definición, un placebo no es nada especial, es como una caja de cartón sin nada dentro. Si te ofrezco una caja vacía, creo que no te vas a emocionar mucho. Pero ¿qué sucede si envuelvo esta caja con un papel superdecorado, le agrego un hermoso lazo de regalo y decido ofrecerte el regalo el día de tu cumpleaños? Antes de abrir la caja vas a estar muy emocionado, incluso es posible que llores de felicidad. Sin embargo, la caja es la misma, no hay nada dentro, tu cerebro generó una respuesta emocional basada en tus experiencias pasadas y creó una «falsa» expectativa.

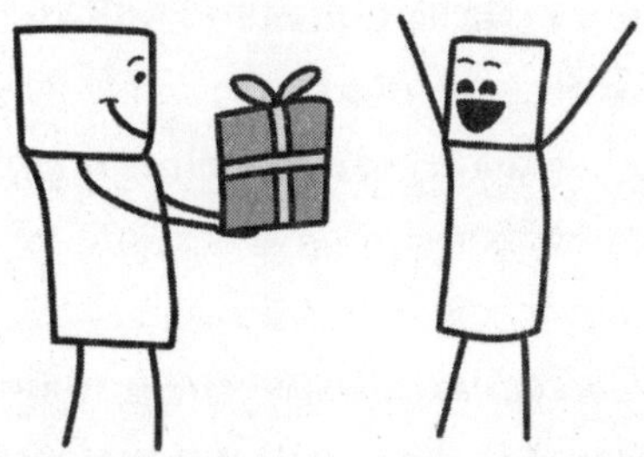

En este ejemplo, el papel de regalo, la fecha del día y el lazo sobre la caja son efectos contextuales, que, por otra parte, resultan muy eficaces para aliviar el dolor. Son como las especias del cocinero que vamos a agregar al tratamiento. Pero la otra cara de la moneda es el efecto nocebo. Este consiste en las reacciones negativas generadas por los efectos contextuales, como el miedo, por ejemplo, o creer que es peligroso inclinarse hacia delante con una flexión lumbar.

Los efectos contextuales son muy variados: la empatía, escuchar, entender, un entorno agradable, la confianza, el compromiso, las creencias...

Lo que cuenta es la intención, ¿verdad?

Es importante escuchar la señal de alarma, pero ahora que conoces todo lo que influye en el dolor, te invito a hacer lo mismo que tu cerebro. Para ello, analiza tu dolor y todo tu entorno:

- ¿Cómo te sientes? ¿Tienes miedo o no?
- ¿Cuánto crees que influye tu situación familiar?
- ¿En qué medida crees que influye tu trabajo?
- ¿Cuánto crees que influyen las interacciones con tus amigos?
- ¿Hasta qué punto influyen tus experiencias pasadas con este mismo dolor?
- ¿Crees que es determinante tu alimentación o tus horas de sueño?

Existen muchos factores que puedes controlar y mejorar. Esto te ayudará a disminuir la intensidad del dolor.

NADIE SABE POR QUÉ ME DUELE, NADIE ME PUEDE AYUDAR

!

Por indicación de su médico, a María se le hicieron una radiografía y una resonancia magnética para ver el estado de su columna. Los exámenes no revelaron nada especial y su médico le aseguró que su columna es totalmente normal. María salió de la consulta pensando que el dolor está en su mente, ya que «no tiene nada», pero, aun así, ahora se siente muy sola con su dolor.

En los capítulos precedentes vimos que el dolor no siempre está asociado con una lesión. Cuando consultas a tu médico, te va a prescribir exámenes para investigar tu cuerpo e intentar encontrar el origen de tu dolor. Los exámenes médicos son muy eficaces para observar las lesiones en los tejidos, pero cuando se trata del dolor, no sabemos cómo observarlo.

¿Qué sucede cuando el dolor no está asociado con una lesión? Empezamos a tener una muy buena idea de cómo funciona el dolor, pero no tenemos forma de medirlo. Lamentablemente, esta es una situación muy frecuente: es el problema del dolor crónico. Este no se ve en las resonancias magnéticas, ni en las radiografías, ni siquiera en los análisis de sangre. La única información que tiene tu médico es tu sensación subjetiva, tu experiencia con el dolor.

El dolor crónico es una patología del sistema responsable del dolor, es como una alarma que se ha vuelto demasiado sensible. No se puede medir (¿todavía?) y no siempre sabemos cómo surge, pero conocemos cómo funciona (lo vimos en los capítulos precedentes). Resulta que existen muchas estrategias que ayudan a disminuir esta sensibilidad, como veremos en el próximo capítulo.

CUIDA TU CAMEMBERT

En primer lugar, tu dolor existe. Sí, se encuentra en gran parte en tu cabeza, pero esto no significa que te lo estés inventando. Si sientes el dolor, entonces tu dolor no es imaginario; resulta muy importante entender esto y aceptarlo. Tu médico no sabe por qué te duele, no lo puede explicar, no lo encuentra, pero tu dolor existe. Por tanto, debes aprender a aceptarlo y a vivir con tu dolor.

En segundo lugar, deja de pensar que existe una sola causa y una sola solución para tu dolor. El dolor es multifactorial, es como un camembert, y esto es una buena noticia, pues significa que existen muchas cosas que puedes hacer para atenuarlo.

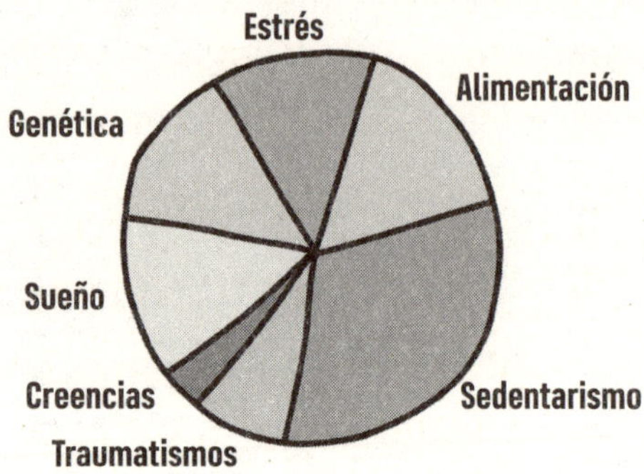

En las redes sociales compruebo todos los días que hay «médicos» que venden su solución milagrosa para aliviar tu dolor: «Sigue mi dieta antigluten para tratar las inflamaciones en tus articulaciones»; «Ponte este corrector de postura y no tendrás más dolor lumbar»; «Desde que practico el ayuno intermitente, desaparecieron mis dolores, compra mi formación».

Por supuesto, algunas personas van a sentirse mejor, no lo dudo. Si les recomiendo que entierren tres patatas en su jardín la próxima noche de luna llena y les prometo que sus dolores van a desaparecer, seguro que voy a encontrar gente a la que le funciona (no me he inventado esto, es algo que me aconsejaron cuando era niño por un problema personal). Pero ¿qué sucede con todos

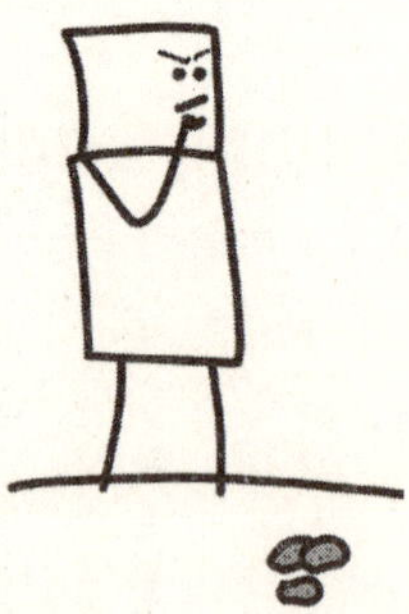

los que lo intentaron y no obtuvieron resultados? ¿No lo hicieron bien, o es que no son lo suficientemente creyentes?

Quizá algunas de estas «curas» funcionaron para algunas personas, y permitieron que mejorara una parte de su «camembert». Pero no todos tenemos el mismo camembert, por lo que hay cosas que van a funcionar para ti y otras no. Puede ser que algo te siente bien hoy, pero que mañana no funcione. Cuidar tu camembert es un trabajo constante.

> Todo funciona un poco.
> Nada funciona totalmente.

ESTRATEGIAS PARA MANEJAR EL DOLOR

Ahora sabemos que el dolor no es solamente físico, sino también mental y emocional. En consecuencia, te voy a dar algunos consejos para cuidar tu mente y tu cuerpo.

Reservar diez minutos cada día para ti

Las soluciones más sencillas son las que mejores resultados dan. El propósito aquí es hacer una pausa en tu día a día para que puedas sentir tu cuerpo y escuchar tu mente. Haz un chequeo y enfócate en tus sensaciones y tus emociones, es decir, escúchate.

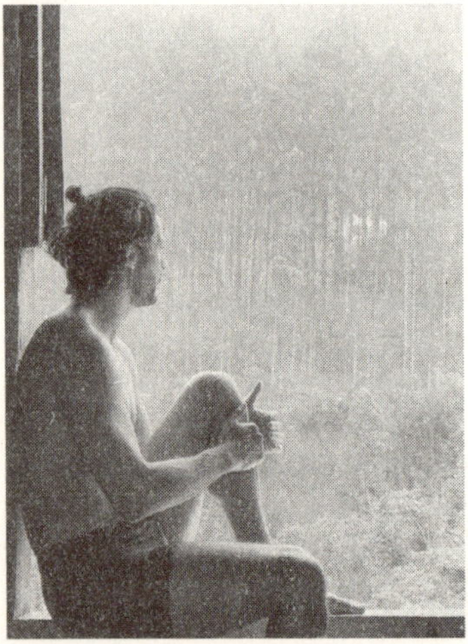

Voy a compartir contigo el caso de una persona que llegó a mi consultorio. Una paciente de cuarenta y un años vino porque sufría de la espalda desde hacía años. Me habló de sus tres hijos y de su marido, que tenía problemas en el trabajo, y de que ella estaba muy preocupada por la salud de su madre... Después de cinco minutos sin pausa, aún no me había hablado de su dolor. La interrumpí y le pregunté: «Pero, usted, ¿cómo está?». Entonces empezó a llorar y a hablarme de ella, y me confió que a nadie le preocupaba lo que le pasaba. Más que la intensidad de su dolor, lo que la hacía sufrir era que nadie pensaba en ella, nadie le pregunta con sinceridad: «¿Cómo estás?».

Vi esta situación miles de veces. No nos damos cuenta del poder que tiene escuchar y del hecho de preocuparnos por alguien. Si tú no reservas ni siquiera diez minutos al día para escucharte y preguntarte cómo te sientes, ¿cómo puedes pedirles a los demás que lo hagan? Empieza por ti. Hay una frase que ilustra muy bien esta situación: «Llena tu copa en la fuente de la felicidad y, una vez llena, rebosará». Esto significa que no puedes ayudar a los demás indefinidamente si no llenas tu copa primero.

Durante estos diez minutos que reserves para ti, puedes:

- Meditar (en el capítulo 8 te propongo un ejercicio de meditación).
- Escribir las cosas por las cuales estás agradecido. Imagen + descripción: *Enfocarte en cosas positivas estimula la secreción de las hormonas de la felicidad como la oxitocina.*
- Pensar en tu día a día, en tus objetivos a corto y largo plazo.
- Enfocarte en lo que sientes en el momento presente: el viento sobre tu piel, la temperatura del aire, tu dolor, tus músculos que se relajan...
- Cantar, tocar un instrumento, escribir, dibujar.
- Respirar profundamente.
- Mirar el paisaje.

Reserva dos minutos para expresar tu gratitud

Cada día, escribe en tu diario o sobre un papel tres cosas por las cuales te sientes agradecido. El propósito es entrenar el cerebro para centrarse en lo positivo que ya tenemos en nuestra vida. Es un ejercicio muy sencillo y efectivo que puedes también hacer con tu pareja.

Reserva cada día diez minutos para moverte

El movimiento sana. Estimular tus músculos (contraerlos y relajarlos) permite estimular el flujo sanguíneo y mantener todas las zonas de tu cuerpo activas. Moverse es la mejor herramienta para aliviar las tensiones de tu cuerpo, ¡y es gratuita! Te recomiendo hacer una rutina de movilidad cada día y aprovechar estos movimientos suaves para hacer un chequeo de tu cuerpo. ¿Dónde sientes tensiones hoy? ¿Con qué movimientos te sientes limitado? Respira e investiga tu cuerpo.

No existe un «mejor» ejercicio. Todos los movimientos te pueden beneficiar, esto solo depende de la intensidad. Para una rutina de movilidad diaria el objetivo es estimular un máximo de músculos en tu cuerpo. Usa todo el rango de movimiento de tus articulaciones; no hace falta poner intensidad, esto lo harás durante tus entrenamientos semanales (dos a tres recomendados a la semana: encontrarás un programa al final del libro).

Puedes hacer tu rutina en cualquier momento del día: al despertar, durante el día o antes de dormir; organiza tu tiempo para evitar perder este momento.

Te propongo una rutina de ejercicios para activar un poco todo el cuerpo. No te enfoques en el número de repeticiones, tómate el tiempo que necesites y concéntrate en tus sensaciones.

INCLINACIONES DE PIE

Descomprime tu columna:

1. Estando de pie, estira un brazo hacia arriba y hacia el lado opuesto. Con la otra mano, estira en dirección a tu rodilla opuesta.
2. Alterna los dos lados.

Para un ejercicio más activo, puedes agregar una leve pesa en la mano que se estira hacia arriba.

! ¿Cuántas repeticiones debes realizar? Cinco repeticiones en cada lado.

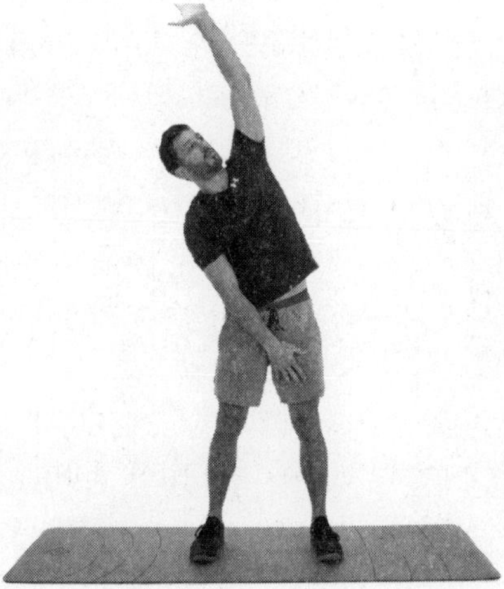

GOOD MORNINGS

Activa las caderas y relaja los isquiotibiales:

1. De pie, pon las manos detrás de la cabeza e inclínate hacia delante con la espalda recta. El movimiento se hace en las caderas: imagina que estás empujando las caderas hacia atrás mientras te inclinas hacia delante.
2. Vuelve a realizarlo contrayendo los glúteos.

No hace falta bajar mucho: solo hasta que empieces a sentir una tensión en los músculos isquiotibiales.

❗ ¿Cuántas repeticiones debes realizar? Lo ideal es hacer 12 repeticiones.

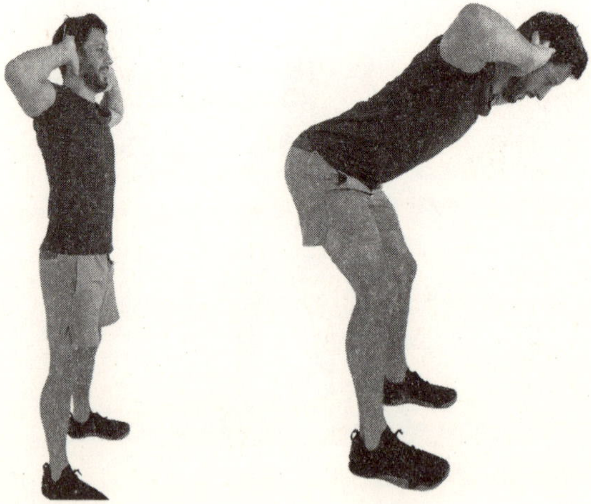

GOOD MORNINGS + ROTACIONES

Repite el mismo ejercicio y agrega una rotación cuando te inclinas hacia delante. Trata de mantener la espalda recta durante todo el movimiento. No hace falta ir muy lejos. Realiza los dos lados antes de volver a la posición inicial.

❗ ¿Cuántas repeticiones debes realizar? Cinco repeticiones.

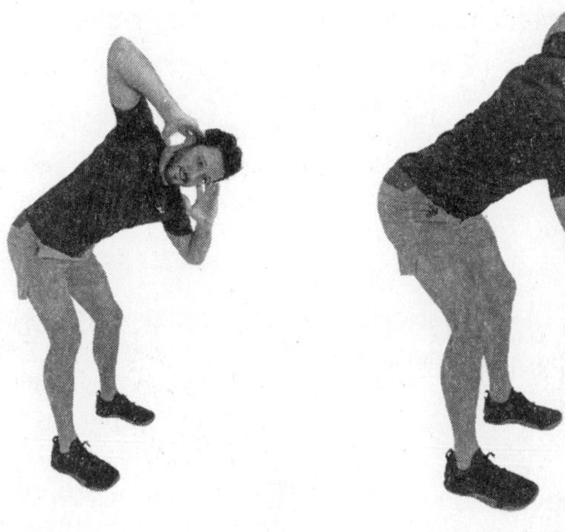

SQUAT PROFUNDO

Este ejercicio puede ser difícil si no tienes mucha movilidad en las caderas y en los tobillos. Empieza agarrándote a un mueble o una columna para no caer hacia atrás:

1. Baja el máximo posible haciendo una sentadilla, hasta poder relajar los músculos de las piernas.
2. Estira los brazos hacia delante para no caer hacia atrás.
3. Mantén la posición de 10 a 20 segundos.

Puedes colocar un libro debajo de tus talones si no logras bajar sin subirlos, ya que el objetivo es mantener los talones apoyados.

! ¿Cuántas repeticiones debes realizar? Tres repeticiones de 10 segundos.

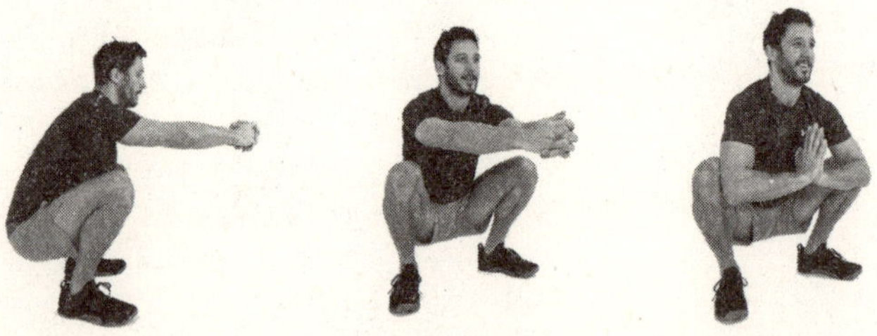

ROTACIONES

Practica este ejercicio para relajar toda la columna. Ponte en posición de cuadrupedia:

1. Coloca una mano detrás de la cabeza.
2. Gira el máximo posible subiendo el codo hacia el techo.
3. Mantén la posición dos segundos y vuelve.

! ¿Cuántas repeticiones debes realizar? Haz 10 repeticiones en cada lado.

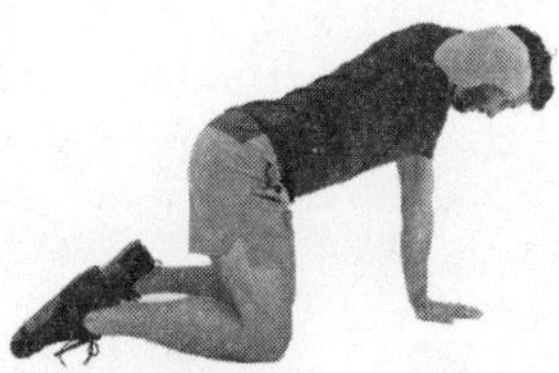

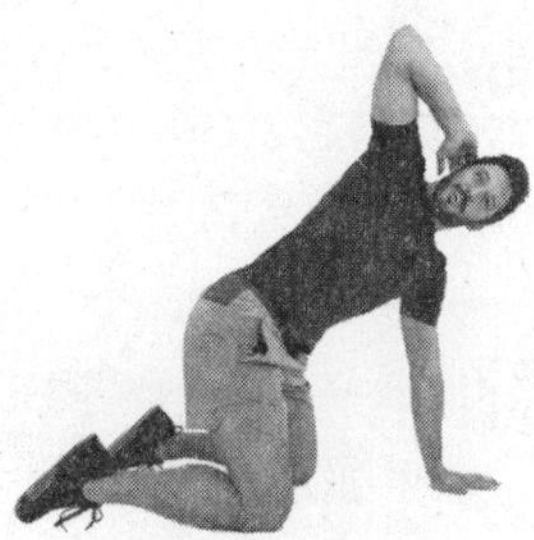

OPEN BOOK

Me encanta realizar este ejercicio en la cama (¡cuidado con tu pareja, se necesita espacio!). Ponte de costado:

1. Extiende la pierna inferior y dobla la pierna superior.
2. Gira la columna y extiende el brazo superior en dirección hacia la cama (o hacia el suelo).

Deberías sentir un estiramiento en la pelvis, en la zona dorsal y en el músculo pectoral (al nivel del pecho).

❗ ¿Cuántas repeticiones debes realizar? Cinco rotaciones en cada lado.

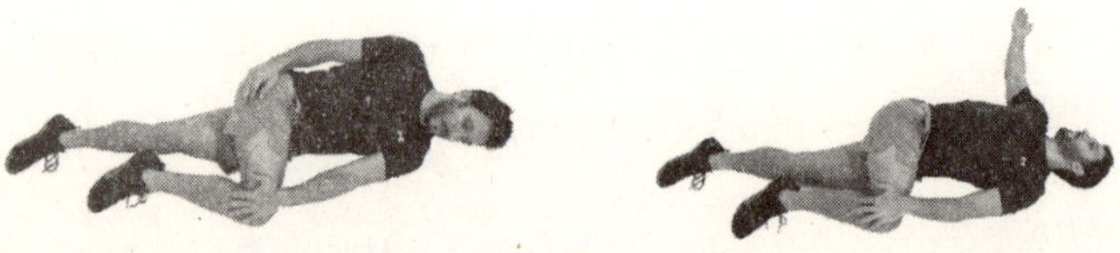

Entre la rutina de movilidad y los otros ejercicios, son solamente veinte minutos cada día. Es un tiempo dedicado exclusivamente a ti y no es negociable.

POR QUÉ SUENAN LAS ARTICULACIONES

No es porque se desplacen tus huesos, y tampoco es porque las vértebras vuelvan a su lugar. Si tuvieras una vértebra desplazada, no estarías leyendo este libro, ya habrías ido a Urgencias. Entonces ¿qué es este sonido cuando crujen las articulaciones?

Como vimos en el primer capítulo, una articulación está cerrada por una cápsula y los ligamentos que la protegen. Entre los dos huesos hay un espacio que contiene el líquido sinovial, que es un líquido gaseoso. Cuando descomprimes los dos huesos de la articulación, la presión baja rápidamente en el líquido y los ligamentos están aspirados hacia dentro. Cuando la presión es suficientemente baja, se crea una burbuja, lo que genera un ruido. La formación de esta burbuja dentro de la articulación aumenta el volumen del líquido que ahora empuja contra la cápsula y los ligamentos, y estos regresan enseguida a su posición inicial, creando un nuevo ruido. Este proceso es tan rápido que solo escuchamos un chasquido. Generalmente, en treinta minutos la burbuja se disuelve y podría volver a crujir de nuevo la articulación.

!

¿Es peligroso?

Si haces sonar las articulaciones de vez en cuando y esto no genera dolor, no es peligroso. Sin embargo, en las personas que hicieron sonar los dedos de sus manos durante treinta y cinco años, se observa una leve inflamación y, sobre todo, una pérdida de fuerza en el agarre. Te recomiendo evitar forzar para crujir las articulaciones y evitar también que esto se convierta en un hábito. Aunque te haga sentir bien en un momento dado, crujir las articulaciones no «corrige» nada... a diferencia de lo que sucede con la actividad física.

CÓMO SABER SI ESTOY HACIENDO BIEN LOS EJERCICIOS

La única manera para saber si el cuerpo puede o no puede hacer algo es probarlo. Empieza con una leve intensidad. Puede ser incómodo, pero no debería ser doloroso. Obviamente, durante algunos ejercicios vas a experimentar dolor, es normal. Cuando vas a acercarte a tu límite de rango de movimiento o de fuerza, tu cerebro va a mandarte señales de alarma. Es normal y no significa que haya una lesión (ya lo vimos en el capítulo precedente). Un buen dolor es un dolor que no dura mucho tiempo, que no es muy intenso y que suele ocurrir al realizar un nuevo ejercicio, un nuevo movimiento o una nueva actividad física. Ahora bien, si tu dolor dura más de 24 horas, si está asociado con cambios en tu ánimo, trastornos del sueño o de la libido, es probable que lo que hiciste fue demasiado intenso. En ese caso, debes adaptar el ejercicio y elegir una variación que resulte más fácil para ti. Si no aparece ningún signo de cansancio, puedes aumentar progresivamente la intensidad.

La «buena» intensidad no es la misma para todos, depende de tu cuerpo, de tus capacidades, de tu estado de ánimo y también de todo lo que haces durante la semana. Si entrenas después de una semana con mucho trabajo o después de una noche sin dormir, es probable que tu cuerpo no aguante mucho. La clave es conocerte lo suficiente y escucharte para conocer tus capacidades, teniendo en cuenta todo lo que te puede afectar en el día a día, porque el riesgo de lesionarte es más grande cuando tu mente y tu cuerpo están sobrecargados.

La lesión suele aparecer cuando lo que hacemos sucede:

- Demasiado rápido.
- Demasiado temprano.
- Demasiado cargado.
- Demasiado largo.
- Demasiado frecuente.

Tienes que adaptar la carga física durante tus entrenamientos y durante el trabajo, pero es también importante adaptar tu carga mental. Mis consejos son estos:

- Detén el trabajo: organízate y aprende a delegar.
- Para lo personal: aprende a definir tus objetivos y priorizar tus tareas. Te recomiendo escribir en un cuaderno, antes de acostarte, tres tareas que quieres completar al día siguiente. Todo el resto es «bonus». Te ayuda a controlar tu autoexigencia y a ser benevolente contigo.
- Para el entrenamiento: hacer más no significa hacer mejor. Aprovecha el calentamiento para escucharte y sentir cuánta energía tienes hoy. Cuando lo necesites, aprende a disminuir la carga en tus entrenamientos o a tomar más días de descanso. Es importante entender que el músculo no se fabrica durante el entrenamiento, sino que se construye durante las fases de recuperación. Por eso, tus días de reposo son igual de importantes que tus entrenamientos. Deja que tu cuerpo se recupere.

5
LAS LESIONES DE LA ESPALDA BAJA

QUÉ ES EL DISCO INTERVERTEBRAL

> Como vimos en el primer capítulo de este libro, los discos intervertebrales son como almohadillas que se encuentran entre las vértebras de la columna. La función del disco es amortiguar los choques y aumentar el rango de movimiento entre las vértebras.

Un disco es como un dónut

El disco está compuesto de un núcleo pulposo, como un líquido gelatinoso, rodeado del anillo fibroso (anillo de fibrocartílago y colágeno). Lo importante es recordar que el núcleo puede moverse dentro del disco porque los anillos de fibrocartílago se estiran bajo las tensiones.

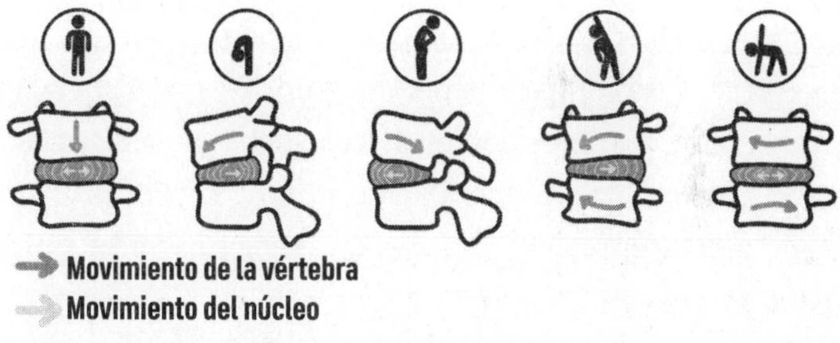

La mejor analogía para entender cómo funcionan los discos es la imagen de un dónut. Se puede comparar la crema con el núcleo gelatinoso, y el dónut con la estructura del anillo fibroso. Es fácil entender que la crema puede moverse dentro del anillo según las diferentes presiones que se aplican sobre el dónut.

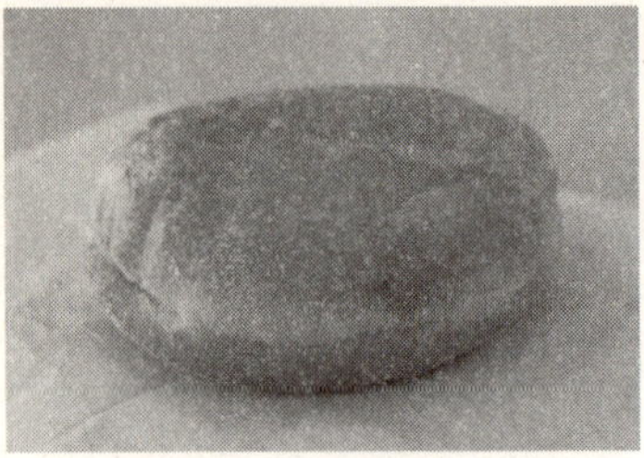 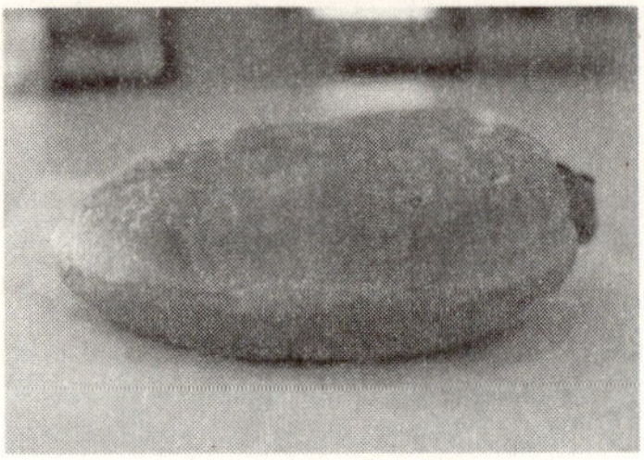

De la misma manera, el núcleo puede moverse dentro del disco y empujar sobre las fibras del anillo fibroso, e incluso puede deformar el interior del disco, empujar sus bordes y «modificar» su estructura. Es exactamente lo que sucede durante una protrusión discal o una hernia en un estado más avanzado.

LA DISCOPATÍA DEGENERATIVA

Lamento mucho darte una mala noticia, pero tu cuerpo envejece. El disco está compuesto por entre un 60 y un 80 por ciento de agua, pero, con la edad, los discos suelen deshidratarse y pierden su tamaño y su capacidad de amortiguación. Es un proceso natural de envejecimiento y ahora sabemos que el sedentarismo agrava este proceso.

Con el tiempo, los discos pierden flexibilidad y elasticidad, así como su capacidad de recuperar la forma inicial.

Si queremos prevenir este envejecimiento es importante mantener una buena irrigación regular. Para ello, un disco necesita alternar descompresiones y compresiones. Un disco que siempre está sometido a la misma presión y que no está estimulado, no se rehidrata y envejece más temprano.

Si te diagnosticaron una discopatía degenerativa, no te

asustes, es muy frecuente. Además, es difícil relacionarlo con tus dolores de espalda. Un estudio finlandés revela que un 50 por ciento de jóvenes de 21 años que no sufren de la espalda presenta al menos una discopatía degenerativa a nivel lumbar.

LA PROTRUSIÓN DISCAL

En adultos de más de 55 años que no presentan dolores de espalda, se encuentra al menos una protrusión en un 85 por ciento.

Esto se debe a un desbordamiento del disco. Como en la analogía del dónut, el núcleo puede empujar los bordes del anillo fibroso según las compresiones, generando así una deformidad del disco.

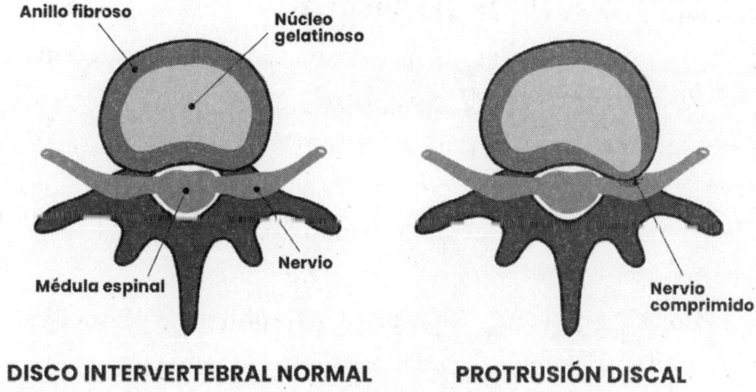

Este puede ejercer una presión sobre las estructuras de alrededor (ligamentos, nervios, médula espinal), aunque es una presión que podría reducirse o desaparecer con el tiempo y con un mejor estilo de vida.

LA HERNIA DISCAL

La hernia discal es un estado avanzado de una protrusión. En este caso, las fibras del anillo fibroso se rompieron por la presión y dejaron salir una parte del núcleo pulposo. La hernia no es un disco que se desliza o un disco que sale hacia atrás, ya que los discos son estructuras muy bien fijadas.

La hernia se debe más a una «expulsión» del material que hay dentro del disco por una presión excesiva o por lesión de los anillos circulares que mantienen el núcleo gelatinoso dentro, como en el caso de un dónut que, al ser aplastado, dejaría salir su crema.

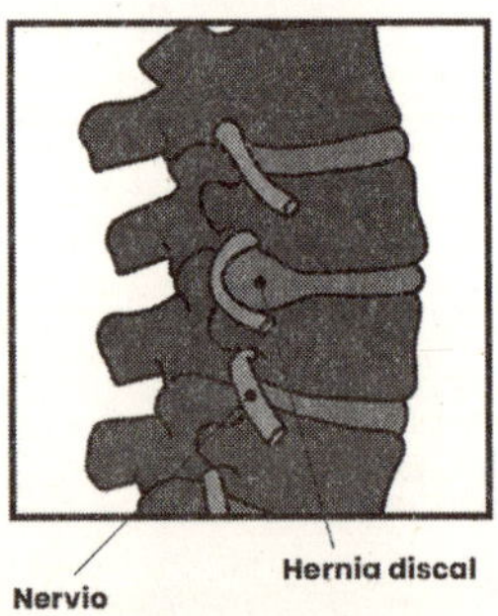

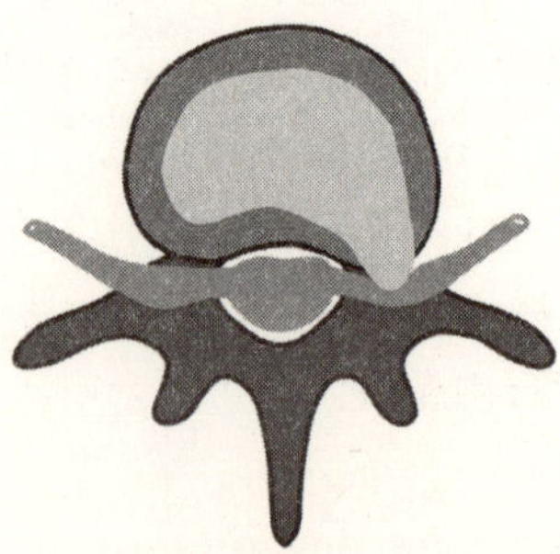

HERNIA DISCAL

Las hernias también son muy frecuentes, y entre un 20 por ciento y un 30 por ciento de las personas que no sufren de la espalda, presentan una hernia discal, y este número aumenta con la edad. La mayoría de las lesiones que se observan en las resonancias magnéticas se deben al proceso natural de envejecimiento y no están relacionadas con dolores.

Mucha gente tiene hernia discal sin saberlo y nunca tendrá problemas de espalda, así como muchos deportistas de alto rendimiento pueden tener hernias sin saberlo. De hecho, tener una hernia no siempre es un problema, y quizá tus dolores no tengan nada que ver con tu hernia.

Quizá incluso tú formes parte del grupo de personas que tiene una hernia discal sin saberlo y nunca sufriste dolor de espalda, hasta que un día, después de un entrenamiento, aparece un dolor en esa zona.

Vas a consultar a tu médico y te manda hacer una radiografía, donde se observa tu hernia discal (la que tenías antes sin saberlo). Tu reacción, como la de muchos médicos, es pensar que te hiciste una hernia discal y que, por ello, tienes un dolor en la espalda.

En realidad, esta hernia la tienes desde hace, probablemente, muchos años, y durante todos esos años nunca sufriste de la espalda. Es probable también que tu dolor no tenga nada que ver con tu hernia. Y es muy probable que puedas volver a entrenar como antes, sin dolor, con tu hernia discal.

Además, las hernias suelen sanarse: el 66 por ciento desaparece de manera espontánea.

LA CIÁTICA

Entre cada vértebra sale un par de nervios que van a inervar los músculos, órganos y otros tejidos del cuerpo. Los nervios que salen al nivel de las últimas vértebras lumbares y del sacro se reúnen para formar un gran nervio: el nervio ciático.

El nervio ciático va a bajar por la nalga y por la parte posterior de la pierna hasta el pie. Si este nervio o sus raíces están inflamadas, puede generar un dolor, una sensación de quemazón u hormigueo, una pérdida de sensibilidad o incluso una pérdida de fuerza en la parte posterior de la pierna. Es lo que llamamos «ciática».

Una compresión en el trayecto del nervio es posible, por ejemplo, por tensiones en los músculos profundos de la cadera. Es el caso del síndrome del piramidal. Aunque este todavía sea objeto de debate, se suele pensar que una contractura del músculo del piramidal (o piriforme) puede comprimir el nervio ciático en su trayecto.

Sin embargo, otra causa muy frecuente de una ciática ocurre al nivel de la columna por una protrusión o una hernia discal. El abombamiento del disco o la hernia del núcleo puede comprimir y generar una inflamación en una de las raíces del nervio ciático.

Existen tres situaciones de emergencia ante una ciática:

- Síndrome de la cola de caballo con problemas de incontinencia.
- Ciática paralizante con pérdida de fuerza: no puedes levantar la punta del pie, por ejemplo.
- Ciatalgia con hiperalgesia: el dolor es insoportable.

En estos casos se recomienda una operación.

Cualquiera que sea su causa, el movimiento es una de las mejores herramientas para sanar la ciática.

Si la ciática está relacionada con una hernia discal, recuerda que las hernias se pueden reducir o pueden desaparecer de manera espontánea. Es mejor no preocuparse y consultar a un terapeuta para que te ayude con un plan de ejercicios adaptados.

¿Qué puedes hacer para liberarte de tus dolores?

Aplicar calor o frío no tiene mucho apoyo científico para aliviar el dolor de ciática, pero si te va bien, no dudes en hacerlo.

Te recomiendo ejercicios de movilidad y de fortalecimiento para la espalda: los puedes encontrar en el capítulo 5.

Si un ejercicio aumenta tus síntomas, haz una pausa y cambia de ejercicio hasta que estés mejor.

Ejercicio neurodinámico #1 del nervio ciático

Te propongo realizar un ejercicio de «deslizamiento» del nervio ciático. La idea es movilizar el nervio con las estructuras que hay a su alrededor.

Siéntate en una silla alta o en una mesa, con los pies en el vacío, y relaja la espalda (columna encorvada):

1. Extiende tu rodilla (del lado de la ciática) tirando la punta del pie hacia ti (flexión dorsal) y extiende tu cuello al mismo tiempo.
2. Realiza el movimiento opuesto: dobla la rodilla extendiendo el pie (flexión plantar) y dobla tu cuello hacia delante.

❗ ¿Cuántas repeticiones debes realizar? De 10 a 20 repeticiones, varias veces durante el día.

Ejercicio neurodinámico #2 del nervio ciático

Esta vez vamos a generar una leve tensión sobre el nervio para mejorar la tolerancia y la mecánica de los tejidos neurales.

Siéntate en una silla alta o en una mesa, con los pies en el vacío, y relaja la espalda:

1. Extiende tu rodilla (del lado de la ciática) tirando la punta del pie hacia ti (flexión dorsal) y dobla tu espalda y tu cuello hacia delante. Esta es la puesta en tensión del nervio.
2. Realiza el movimiento opuesto: dobla la rodilla extendiendo el pie (flexión plantar) y lleva tu cabeza hacia atrás con una extensión de cuello.

Hazlo con cuidado y suavemente.

❗ ¿Cuántas repeticiones debes realizar? De 10 a 20 repeticiones, varias veces durante el día.

6
TU ESPALDA ES FUERTE

Avancemos un poco en el tiempo. María aprendió lo importante que es cuidar su mente y todos los días, después de prepararse, dedica diez minutos a escribir tres cosas por las cuales está agradecida. Además, practica su rutina de movilidad juiciosamente todas las noches y ya se siente un poco mejor. Físicamente, puede hacer muchas más cosas que antes, y ahora, cuando regresa a casa, logra olvidar un poco el trabajo y enfocarse más en su familia. Sin embargo, el miedo todavía está presente. Cada vez que tiene que inclinarse para atar los zapatos de su hijo o para realizar las tareas domésticas, piensa en lo que le dijo su médico: «Cuidado, no hagas esfuerzos con tu espalda y evita inclinarte hacia delante, podrías hacerte una hernia discal». El tema es que no lo puede evitar, pero le hace caso a su médico y procura siempre no inclinarse con la columna encorvada, e incluso adapta su rutina de movilidad para no mover la zona lumbar.

Lamentablemente, con el tiempo, la espalda de María se adapta. Está perdiendo su capacidad de mover las vértebras lumbares: cada día tiene menos movilidad en las articulaciones y menos resistencia en los músculos.

Después de un año, a María le hacen otra resonancia magnética: ahora tiene discos deshidratados y una protrusión discal. Está desesperada.

LA COLUMNA PUEDE MOVERSE Y TIENE QUE MOVERSE

Estoy cansado de ver todos los prejuicios que circulan sobre la espalda baja, porque son el resultado de una concepción simplista y errónea de la espalda. Durante años, pensamos en la columna desde un punto de vista exclusivamente biomecánico; comparamos el cuerpo, y especialmente la columna vertebral, con una máquina. Pero la columna vertebral es mucho más que eso, no se puede reducir a un sistema de tensiones y de fuerzas, pues depende de todos los otros sistemas del cuerpo: el sistema nervioso, sanguíneo, hormonal...

El mito: las flexiones/extensiones/rotaciones con la espalda baja usan los discos intervertebrales.

Estos movimientos no son peligrosos para los discos. Es más, son indispensables para mantenerlos saludables e hidratados.

El origen del mito

Grandes expertos en biomecánica como Stuart McGill y Jack Callaghan han publicado investigaciones sobre el mecanismo de lesión del disco intervertebral. Observaron que, después de muchas flexiones repetidas, el disco intervertebral termina lesionándose. A partir de estas investigaciones, se dedujo que la flexión es peligrosa para la espalda y que deberíamos evitarla; incluso la Armada canadiense decidió suprimir los *sit-ups* de sus entrenamientos para evitar las flexiones lumbares.

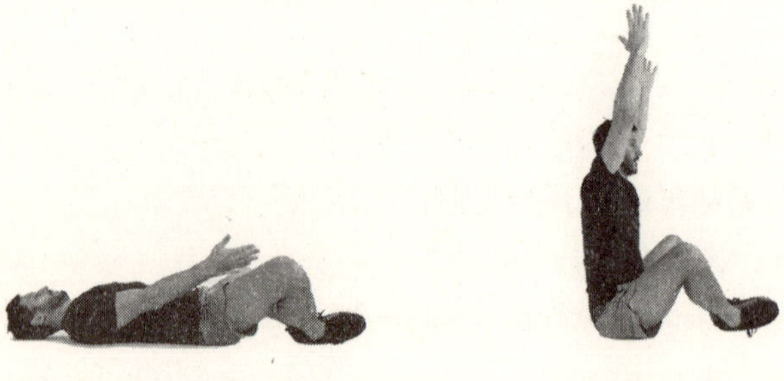

El problema es que esta interpretación de la investigación es demasiado simplista:

1. Los estudios fueron realizados sobre columnas cervicales de cadáveres de cerdos. Repito: «columnas cervicales de cadáveres de cerdos». Un disco intervertebral de un ser humano vivo, con un sistema cardiovascular y neurológico sano, no es comparable a un disco de cerdo muerto y deshidratado; por no hablar de la diferencia entre un disco lumbar y un disco cervical. Los discos intervertebrales de un ser humano vivo son estructuras que se adaptan, mientras que los discos intervertebrales de cerdos muertos no.

2. Para obtener estos resultados, la columna de cerdo fue sometida a más de 86.000 flexiones a una frecuencia de una flexión cada segundo. Estaremos de acuerdo en que hay pocas probabilidades de encontrar este nivel de estrés sobre nuestra propia espalda, ya que tus discos intervertebrales necesitan tiempo para rehidratarse, recuperarse y adaptarse después de tus movimientos.

3. La flexión lumbar es inevitable. En el golf, el remo, el fútbol, la bicicleta... observamos rangos de movimiento en flexión más importantes que el rango de movimiento investigado en el estudio de McGill.

4. Los deportes asociados con mucha flexión lumbar no generan más dolor lumbar que los otros deportes.

En resumen, no podemos decir que la flexión lumbar sea peligrosa. Mi recomendación es limitar la flexión lumbar cuando levantas cargas pesadas (porque te permite ser más eficiente usando los glúteos) y cuando, al flexionar la espalda baja, te duele. El resto del tiempo no le tengas miedo a la flexión. Evitar realizar flexiones podría ser peligroso, y, a continuación, voy a explicar la razón.

LOS DISCOS NECESITAN COMPRESIÓN Y DESCOMPRESIÓN

Un dato muy interesante es que el disco intervertebral no está vascularizado; o sea, no recibe sangre directamente por las arterias. Entonces ¿cómo se rehidrata y cómo recibe todos los nutrientes necesarios para mantenerse sano? Las vértebras están atravesadas por arterias que terminan al nivel de la unión entre el disco intervertebral y la vértebra. Los intercambios entre la sangre de las arterias y el disco se hacen durante las compresiones y las descompresiones de los discos: durante los movimientos. Cuantas menos compresiones realicen, menos intercambios habrá entre la sangre y el disco. Por lo tanto, el movimiento alimenta a los discos intervertebrales.

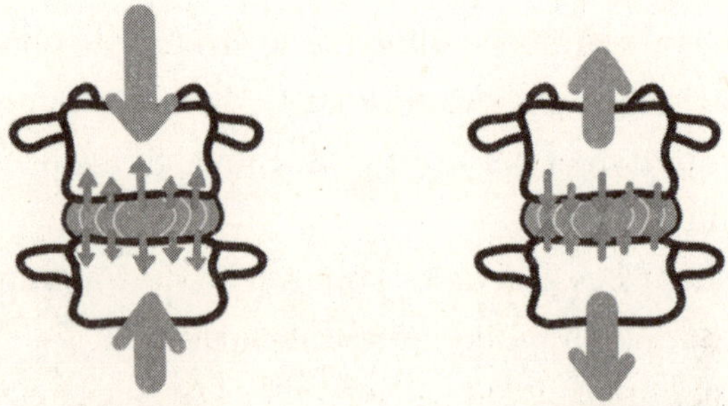

Si tienes miedo de mover la espalda baja, tus discos intervertebrales no recibirán una buena alimentación y, de hecho, van a envejecer más rápido. Volvemos a lo mismo: el sedentarismo es el gran responsable de tus problemas, y el movimiento te mantiene saludable. Por ello, María tiene que mover su espalda baja para mantener sus discos intervertebrales saludables.

EJERCICIOS PARA RELAJAR LA ESPALDA

!

Cuando tenía dolores de espalda, María aprendió a evitar los movimientos que aumentaban los dolores en la zona lumbar. Evitar el dolor es una fase fundamental para favorecer los procesos de recuperación; sin embargo, para una buena reparación de los tejidos se necesitan movimientos y cargas mecánicas. Si el tejido que se está reparando se mantiene inmovilizado, la cicatriz será débil, desorganizada y con una estructura inadecuada. Por ello, resulta importante seguir moviéndose, respetando los límites impuestos por el dolor. Así, el cuerpo va a transformar las cargas mecánicas en respuestas celulares que estimulan el cambio estructural. De hecho, cuando empieza a disminuir el dolor, es importante volver a mover los tejidos.

Lamentablemente, con el tiempo —y por culpa del discurso de su médico— María empezó a tenerle miedo al movimiento, incluso cuando ya no tenía dolor. Al igual que el perro de Pavlov salivaba cada vez que sonaba la campana sin estar presente la comida, el cerebro de María asoció el movimiento con una agravación de la lesión, aunque su espalda se había recuperado. Es así como empieza el círculo vicioso. María tenía miedo de lesionarse; de hecho, no movía la espalda baja. Como los discos intervertebrales no estaban estimulados, no recibían una buena alimentación. Resulta que los discos de María se deterioraron y apareció una hernia discal. Ahora María tiene aún más miedo de mover su espalda.

Este círculo vicioso lo puedes romper: la primera etapa es recuperar la confianza en tu espalda. Es normal tener miedo. Sobre todo, cuando vemos la información ansiógena de las marcas que quieren venderte sus productos milagrosos. El miedo a moverse es el principal freno a la rehabilitación. Por ello, te recomiendo empezar con movimientos sencillos que no generan dolores y que te ayudan a relajar las tensiones musculares.

Volver a lo básico

Recuerda que no hay buenos o malos movimientos, lo único que importa es la buena intensidad. Vas a realizar movimientos que puedes hacer y que no generan dolor. Empezamos con movimientos con un mínimo de intensidad, con el propósito de volver a mover las articulaciones.

EL *CAT-COW*

Si tuviera que elegir un solo movimiento para cuidar mi espalda, sin duda elegiría este. En la variación clásica del *cat-cow* buscamos mover la columna vertebral en flexión y extensión:

1. Inhala y extiende la columna. Empuja el pecho en dirección del suelo y eleva la cabeza y la pelvis en dirección al techo.
2. Exhala y flexiona la columna. Empuja con las manos y las rodillas contra el suelo. Aleja el pecho del suelo.

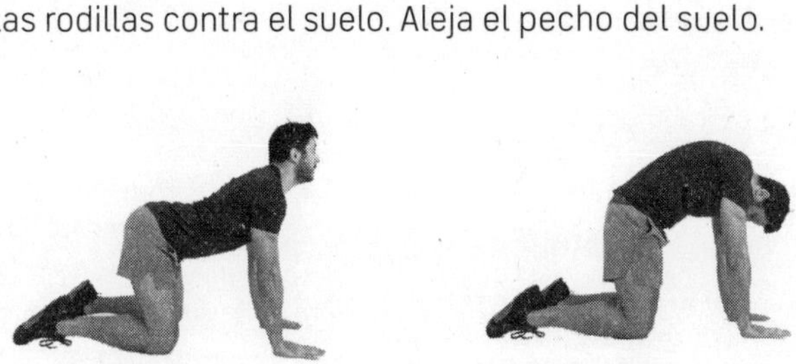

Primero, realiza algunas repeticiones sin forzar. Cuando empieces a acostumbrarte al movimiento, trata de aumentar un poco el rango del mismo. Vas a sentir una limitación. Ese es tu límite de movilidad.

Ahora quiero que te enfoques en varias zonas de tu columna: ¿Dónde te sientes más limitado durante la extensión? ¿Y durante la flexión? ¿En la zona lumbar? ¿En la zona dorsal? ¿Entre las dos zonas? Durante las siguientes repeticiones vas a enfocarte en estas zonas y acercarte cada vez un poco más a tu límite.

Variación: en lugar de flexiones y extensiones puedes realizar inclinaciones de columna. Después, intenta las rotaciones, lo cual implica una mayor dificultad: el objetivo aquí es mezclar los movimientos de flexión, inclinación y extensión.

❗ ¿Cuánto tiempo debes realizarlo? Haz 10 repeticiones (una flexión + una extensión = una repetición).

LA EXTENSIÓN DE ESPALDA

Probablemente, este es el ejercicio más subestimado. Por miedo a la extensión de la espalda, muchas personas evitan extender la espalda hasta tal punto que terminan teniendo músculos y ligamentos sensibles a la extensión. La columna puede hacer extensiones y tiene que hacer extensiones, así que vamos a acostumbrar de nuevo a tu columna a moverse:

1. Boca abajo, coloca las manos al lado de tu cabeza. Inhala y sube el pecho. No hace falta subir mucho.

2. Una vez arriba, empuja los hombros hacia atrás y el pecho hacia delante. La cabeza se estira hacia el suelo.

3. Vuelve hacia el suelo, exhalando.

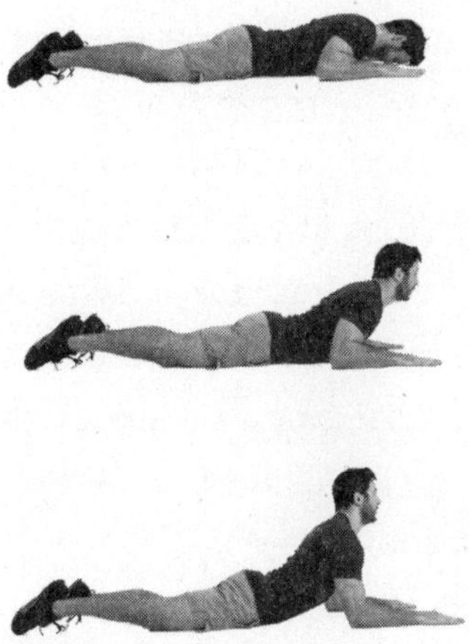

Primero, enfócate en la parte alta de tu espalda, ya que en la zona que hay entre los omoplatos suele faltar movilidad en extensión. Progresivamente, vas a subir cada vez un poco más y a enfocar la tensión en la zona más baja de la columna. Tu pelvis no debería despegarse del suelo. Si sientes dolor en la espalda baja, probablemente estás poniendo demasiada tensión en la zona lumbar. Disminuye un poco la extensión.

¿Cuánto tiempo debes realizarlo? 30 segundos en cada lado con tres repeticiones.

LA DESCOMPRESIÓN LUMBAR

Los discos intervertebrales necesitan compresión y descompresión. Te propongo una posición muy agradable para descomprimir los discos, sobre todo después de una larga caminata o después de un día estresante:

1. Ponte boca abajo y coloca una almohada debajo de tu vientre, justo por encima de tu pubis.
2. En esa posición, relájate y respira lenta y profundamente. En cada inhalación deberías sentir una descompresión a nivel de la espalda baja. Durante la inhalación, el vientre no puede hincharse hacia delante por culpa de la almohada. De hecho, la presión intraabdominal genera una descompresión lumbar.

❗ ¿Cuánto tiempo debes realizarlo? Respira profundamente durante dos minutos, y esto puedes hacerlo varias veces al día.

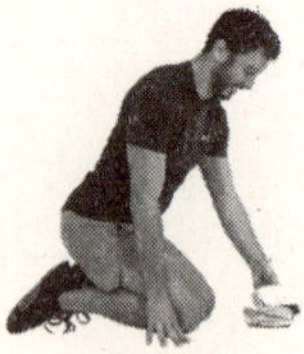

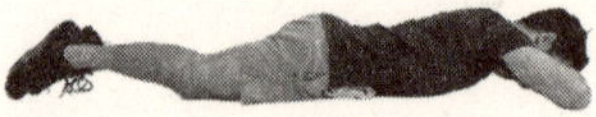

INCLINACIONES LUMBARES

Ahora vamos a centrarnos en las inclinaciones lumbares. Con este ejercicio relajaremos el músculo cuadrado lumbar, que se inserta en las vértebras lumbares y que suele comprimir las vértebras cuando tiene una contractura:

1. Boca arriba, cruza una pierna por encima de la otra.
2. Inclina la columna del lado opuesto a la pierna cruzada.
3. Eleva y extiende el brazo del lado de la pierna cruzada, manteniendo el codo y la mano lo más cerca posible del suelo. Esto permite movilizar el músculo dorsal ancho que es el músculo más grande de la espalda.

Es probable que sientas que tus articulaciones suenan en la espalda. No te preocupes, es normal. Seguramente, es porque estas articulaciones no suelen moverse mucho.

Variación del ejercicio, sentado: puedes realizar exactamente el mismo movimiento en tu oficina, pero sentado.

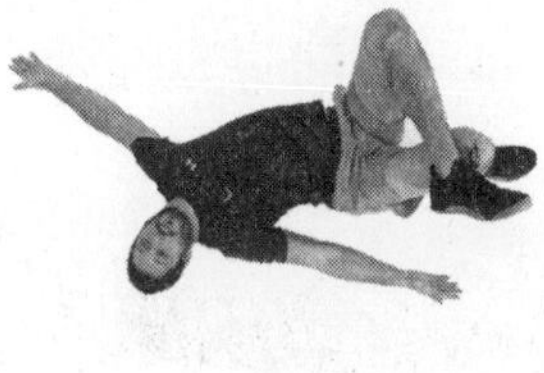

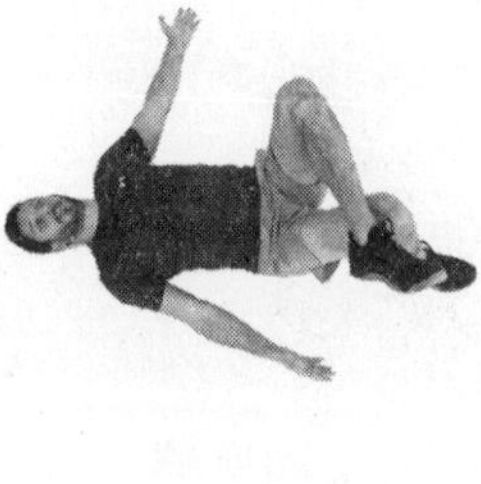

Variación del ejercicio, de pie:

1. Ponte cerca del marco de una puerta, más o menos a 50 centímetros, y cruza el pie del lado de la puerta detrás de tu otro pie.

2. Con el brazo del mismo lado, empuja contra el marco, teniendo el codo al nivel de tu cadera, mientras que otro brazo agarra el marco por encima de tu cabeza. Con esto se va a estirar toda la espalda baja.

! ¿Cuánto tiempo debes realizarlo? Hazlo 30 segundos en cada lado, y repítelo 3 veces.

ESTIRAMIENTO DEL DORSAL ANCHO

Cuando me bloqueé la espalda (sí, a mí también me pasó), este era el ejercicio que más alivio me generaba:

1. En posición de cuadrupedia, pon una mano delante de la otra.
2. Empuja la pelvis hacia atrás hasta sentir una tensión en todo el lado de tu espalda.
3. Puedes agregar movimientos de inclinación lumbar.

! ¿Cuánto tiempo debes realizarlo? Hazlo 30 segundos a cada lado, con tres repeticiones.

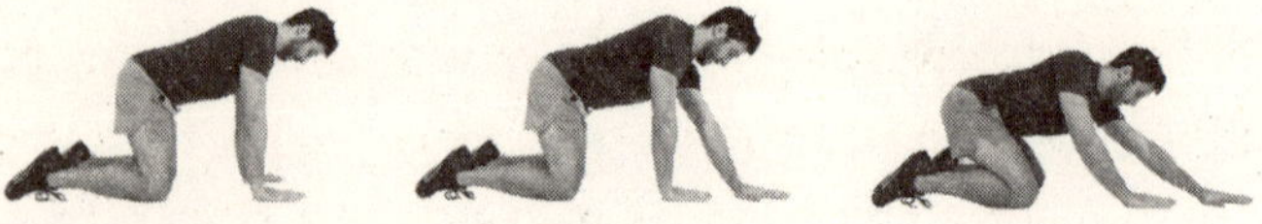

CUÁL ES EL MEJOR DEPORTE PARA LA ESPALDA

El mejor deporte es el deporte que te gusta hacer. Mantenerse saludable es como una carrera de fondo, no de velocidad. Si no quieres perder tu motivación después de tres semanas, es mejor elegir algo que te guste. Es cierto que nadar es un buen deporte para la espalda, ya que no hay mucha carga y se fortalecen sus músculos; sin embargo, quizá no te guste, no sepas nadar muy bien o no tengas una piscina cerca de casa. Cualquiera que sea el deporte que elijas, si lo practicas de manera inteligente y con una intensidad adecuada, es un buen deporte.

¡El ejercicio más eficaz es el que harás!

¿Quieres empezar un nuevo deporte, correr 10 kilómetros, bailar toda la noche, esquiar durante 3 días...? Prepara tu cuerpo para este objetivo progresivamente y cuando sientas que tu cuerpo está listo: ¡adelante!

Las lesiones en el deporte no son por culpa del tipo de deporte que practicas, sino por cómo lo practicas. ¿Sabías que no hay más lesiones en la práctica del CrossFit que en otros deportes como el atletismo, la gimnasia o las carreras de larga distancia?

> Hace algunos años recibí a Pierre en mi consultorio. Para cuando cumpliera cuarenta años se había fijado una meta con sus amigos: se inscribió en una carrera de 20 kilómetros. Eso iba a suceder dentro de seis meses. En su primer entrenamiento corrió 8 kilómetros y, aunque a partir del cuarto kilómetro empezó a sentir cansancio, aguantó y, gracias a su fuerza mental, terminó los 8 kilómetros. Lamentablemente, al día siguiente le dolía mucho la espalda y le fue imposible volver a correr.

Cada vez que lo intentaba le dolía la espalda, por lo que tuvo que abandonar su objetivo y se había resignado: la carrera no era para él, era demasiado «viejo». Siguió los consejos de sus amigos y empezó a practicar deporte con la bicicleta. Desafortunadamente, no le gustaba y lo dejó también. Cuando vino por primera vez a mi consultorio hacía tres meses que le dolía la espalda, no practicaba ninguna actividad física y se sentía muy deprimido. Pierre terminó de contarme su historia, una historia que ya había escuchado tantas veces en otros pacientes, y en lugar de empezar mi examen osteopático, me quedé sentado y le dije:

—Pierre, entiendo muy bien su dolor y sobre todo su frustración. Pero usted no es viejo. Usted es un niño. Es un niño que quiere aprender a nadar en la piscina. Lo que pasa es que, como haría un niño, usted saltó directamente a la piscina donde más cubría, porque pensaba que ya sabía nadar, pero se ahogó. Y ahora cree que nadar no es para usted porque cada vez que se tira al agua entra en pánico. Su espalda necesita volver a acostumbrarse al agua antes de entrar de nuevo en la zona de la piscina donde más cubre. Lo que usted necesita es volver a tener confianza en su espalda y progresivamente enseñarle a esa espalda «a nadar». O sea, vamos a preparar su espalda para la carrera, con ejercicios progresivos con el fin de poder absorber los choques. De hecho, hoy no le voy a hacer manipulaciones, le voy a proponer ejercicios de movilidad y ejercicios para fortalecer su cuerpo —además de los ejercicios le propuse un programa con pequeñas caminatas rápidas.

Cuando Pierre salió de mi consultorio sentí que él estaba un poco decepcionado. Esperaba que le arreglara la espalda con manipulaciones y pensé que no iba a volver a verlo más.

Pero dos semanas después recibí un mensaje de texto: «¡Corrí tres kilómetros sin dolor!».

Pierre volvió a mi consultorio tres semanas después, sonrió y me confesó:

—No sé si podré hacer esta carrera de 20 kilómetros, pero ahora sé que no soy un viejo y que todavía puedo aprender a nadar.

Al final, Pierre realizó su carrera de 20 kilómetros, pero decidió hacerla con su mejor amigo: 10 kilómetros cada uno. Se lo pasaron tan bien que decidieron inscribirse en la carrera del año siguiente, cuando ya tendría una mejor preparación.

Con la experiencia me doy cuenta de que lo que más necesitan las personas no son manipulaciones o correctores de posturas: es aprender cómo funciona su cuerpo.

La educación es la herramienta más potente frente al dolor.

La gran mayoría de las lesiones proviene del hecho de que la gente realiza actividades sin escuchar a su cuerpo y sin respetar sus capacidades. Algunos se sobreestiman y corren el riesgo de lesionarse. Otros, por el contrario, se subestiman, no hacen nada por miedo a lesionarse y así es como pierden fuerza progresivamente.

Mi recomendación es:

- Si no sufres de la espalda: no te preocupes, practica el deporte que te gusta sin exigir demasiado a tu cuerpo. Sé progresivo. La única regla es adaptar la intensidad a tus capacidades.
- Si sufres de la espalda: evita los deportes que aumentan tus dolores. No es definitivo, solo necesitas tiempo para recuperar y fortalecer progresivamente tu espalda. Define tu objetivo (volver a correr, realizar una caminata en la montaña o hacer el *spagat*) y, con la ayuda de un fisioterapeuta, sigue un plan de rehabilitación enfocado en este objetivo.

!

¿Quieres recuperarte de un dolor de espalda y volver a entrenar con seguridad?
Descarga gratuitamente la aplicación del Método Funcional y empieza a sanar con el programa Espalda. La aplicación está disponible para Android en Google Play y Apple desde el App Store.

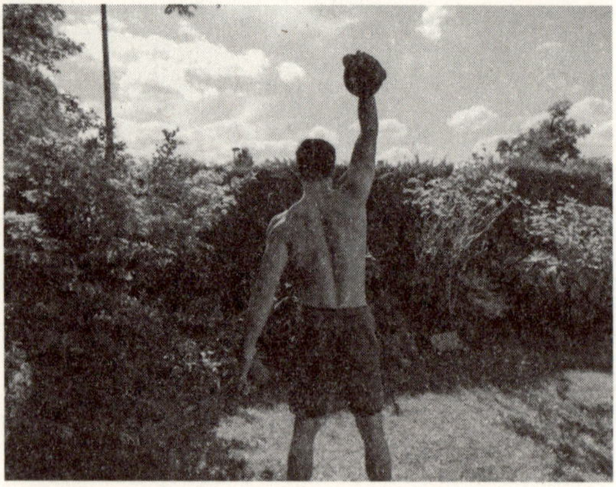

CÓMO FORTALECER LA ESPALDA

Voy a compartir contigo ocho ejercicios muy eficaces con el fin de preparar tu espalda para que pueda moverse y prevenir futuras lesiones. No dudes en aumentar progresivamente el peso para ganar fuerza, porque esto es muy eficaz a la hora de prevenir lesiones. Es más, te ayudará a perder grasa: cuanto más músculo tienes, más grasa vas a quemar (te lo explico con más detalle en el capítulo 9).

EL PESO MUERTO

¿Quieres levantar pesas sin lesionarte? Entonces te recomiendo entrenar tu espalda para levantar pesas. Este ejercicio es uno de los más eficaces para la espalda, ya que permite fortalecer la espalda baja, los glúteos y los isquiotibiales. Puedes usar pesas, una barra, una banda elástica o una mochila llena de libros:

1. Baja en posición de sentadilla para agarrar la pesa.
2. Mantén la espalda recta y empuja contra el suelo con tus pies para extender las piernas y subir la pesa.

Tu espalda tiene que quedar recta durante todo el movimiento.

Variación: empieza con las piernas semiextendidas; de este modo vas a trabajar mucho más con los glúteos.

¿Cuántas repeticiones debes realizar? Haz entre 10 y 15 repeticiones en cuatro series, con un minuto de descanso entre series.

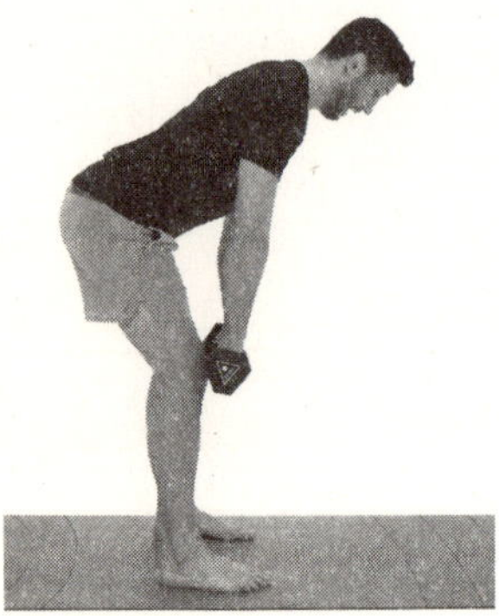

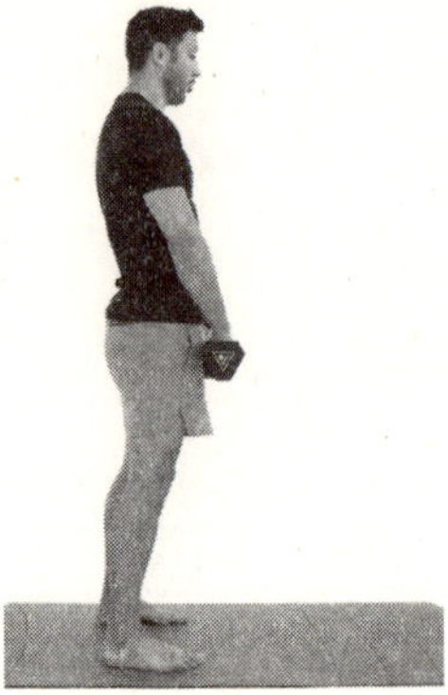

EL *SQUAT*

La sentadilla es el clásico de los gimnasios o entrenamientos en casa. Se trata de un ejercicio funcional muy bueno para la salud de las articulaciones y de tus músculos. Construir fuerza y movilidad en los glúteos es esencial para tener una columna saludable. Practícalo con una pesa y colócala lo más cerca posible de tu pecho:

1. Abre los pies al ancho de tus hombros. Puedes tener los pies paralelos o un poco abiertos, entre 0° y 45°.
2. Baja empujando las caderas hacia atrás y sacando el pecho.

3. Tus rodillas deben seguir la línea de tus pies. Si tienes los pies paralelos, mantén las piernas paralelas; si tienes los pies abiertos, las rodillas también tienen que ir hacia fuera (siguen la dirección de la punta de los pies).

4. Baja hasta tener los muslos paralelos al suelo: no sirve mucho bajar más allá y puede generar más compresión sobre los meniscos.

5. Sube empujando sobre el suelo con tus pies.

! ¿Cuántas repeticiones debes realizar? De 12 a 20 repeticiones en cuatro series, con un minuto de descanso entre las mismas.

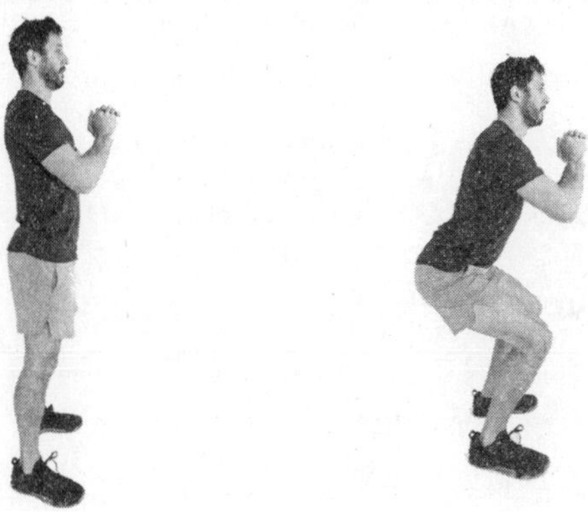

EXTENSIONES DE ESPALDA

Para mantener la columna recta, tenemos grandes barras musculares a ambos lados de la columna: los músculos espinales, que usamos muy poco cuando estamos sentados. Este ejercicio es muy bueno para fortalecerlos:

1. Ponte en posición boca abajo y, con los brazos extendidos hacia delante, sube el pecho del suelo sin extender el cuello (mira en dirección al suelo).
2. Mientras subes el pecho, empuja los codos en dirección a la pelvis para formar como una «W» con tus brazos.
3. Vuelve lentamente hacia el suelo, extendiendo los brazos hacia delante. El movimiento debe ser lento, no des tirones. Durante todo el ejercicio intenta alejar lo más posible los codos y las manos del suelo, y mantén los pulgares orientados en dirección al techo.

❗ ¿Cuántas repeticiones debes realizar? Haz de 7 a 10 repeticiones en tres series, con un minuto de descanso entre las mismas.

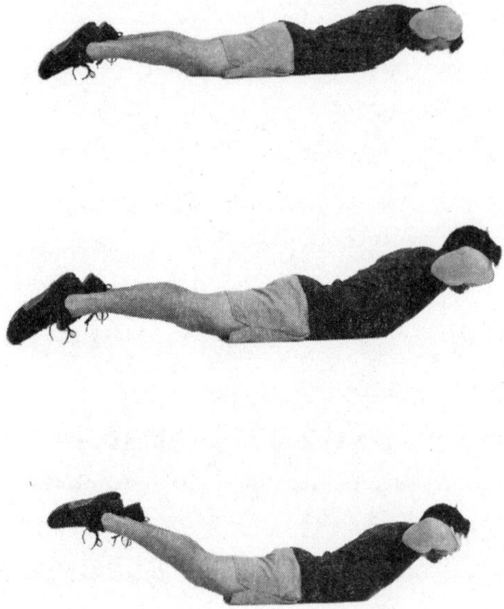

YWA

Este es un ejercicio que se parece mucho al anterior, pero esta vez nos vamos a enfocar en los músculos entre los omoplatos: los músculos romboides. Comenzando en posición boca abajo:

1. Extiende los brazos hacia delante y hacia fuera a 45° sin subir la frente del suelo, de modo que tus brazos y tu cuerpo formen una «Y». Puedes colocar una toalla entre tu frente y el suelo para que sea más confortable.

2. Baja los codos en dirección a la pelvis, formando un «W» con los brazos.

3. Extiende los brazos en forma de «A» en dirección a tus pies.

Durante todo el movimiento intenta alejar lo más posible los codos y las manos del suelo y mantén los pulgares en dirección al techo.

! ¿Cuántas repeticiones debes realizar? Haz entre 7 y 10 repeticiones (las tres letras) sin pausa y en tres series, con un minuto de descanso entre las mismas.

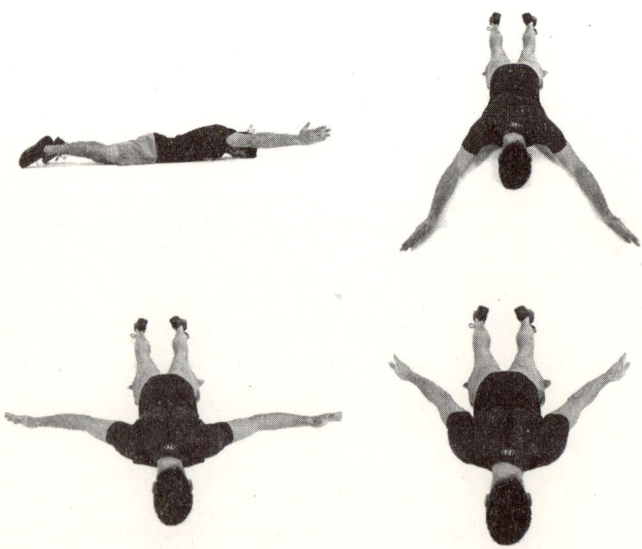

EL PUENTE

Ahora vamos con las extensiones de cadera. Este ejercicio es bueno por dos razones: mejora la movilidad de las caderas en extensión y la fuerza de los glúteos. ¡También ayuda a tener lindos glúteos!

En posición boca arriba, coloca una pesa sobre la pelvis:

1. Dobla las piernas y pon los talones en el suelo.
2. Contrae los abdominales y los glúteos (como si quisieras apretar una tarjeta de crédito entre tus nalgas).
3. Empuja los talones en el suelo y sube la pelvis.
4. Vuelve lentamente a la posición inicial.

No deberías arquear la espalda. Exhala fuerte cuando elevas la pelvis, ya que esto permite contraer los abdominales y limitar la extensión lumbar.

! ¿Cuántas repeticiones debes realizar? De 12 a 15 repeticiones en tres series con un minuto de descanso entre las mismas. Puedes también hacer 30 segundos de trabajo, 30 segundos de descanso y repetirlo de cinco a siete veces.

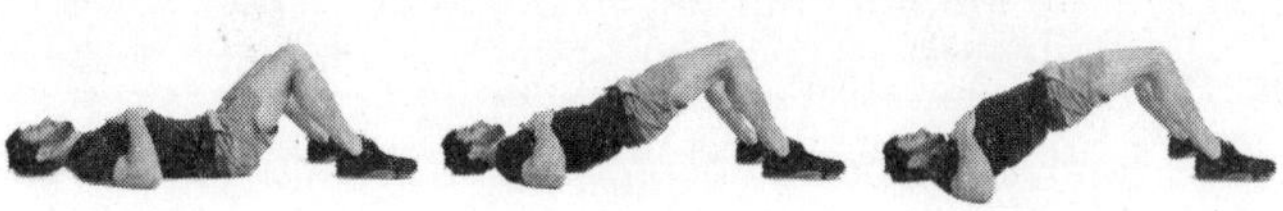

EL CONDUCTOR

Me gusta mucho este ejercicio porque se puede hacer sentado desde la oficina. Enderézate en tu silla y toma una pesa:

1. Extiende los brazos hacia delante con la pesa.
2. Gira la pesa como si fuera un volante.
3. Vuelve con la pesa hasta el pecho para descansar.

Puedes variar las orientaciones: un poco por la derecha, por la izquierda o hacia arriba.

❗ ¿Cuántas repeticiones debes realizar? De 10 a 30 segundos de trabajo, seguidos de 30 segundos de descanso y entre tres y cinco repeticiones.

EL BICHO MUERTO

Este ejercicio se llama así porque nos ponemos en posición boca arriba y con las extremidades hacia el cielo, como un bicho muerto:

1. Eleva los hombros del suelo.
2. Extiende una pierna y el brazo del lado contrario, acercando cada extremidad al suelo.
3. Vuelve a la posición inicial contrayendo bien los abdominales.

El propósito del trabajo es frenar el movimiento de extensión de brazo y pierna. Es un movimiento de antiflexión muy eficaz para proteger la espalda.

❗ ¿Cuántas repeticiones debes realizar? Haz 30 segundos de trabajo y 30 segundos de descanso, y repítelo de tres a cinco veces.

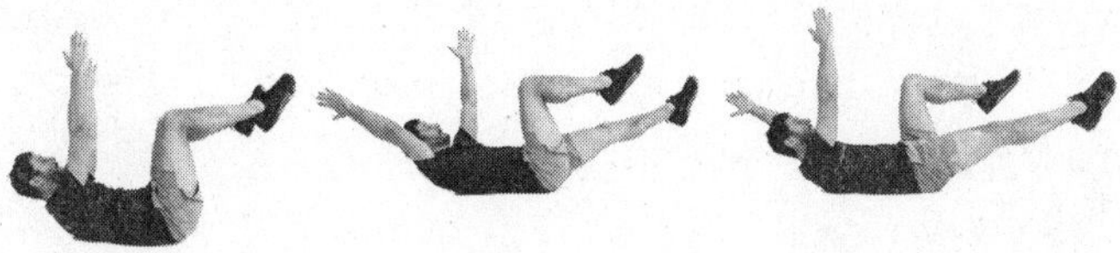

EL *BIRD DOG*

Imitamos al pájaro con sus alas y al perro... cuando hace pis.

Empezamos en posición de cuadrupedia:

1. Eleva un brazo hacia delante y la pierna contraria hacia atrás.
2. Ahora abre el brazo y la pierna hacia fuera: con el brazo estás imitando al pájaro que vuela y con la pierna, al perro orinando.
3. Vuelve y acerca el codo de la rodilla contrayendo los abdominales.

Repite el movimiento varias veces del mismo lado y después cambia.

¿Cuántas repeticiones debes realizar? Haz 30 segundos de trabajo seguidos de 30 segundos de descanso, y de tres a cinco repeticiones.

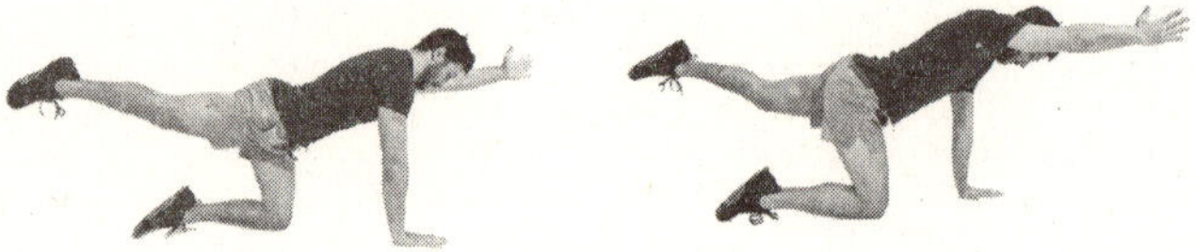

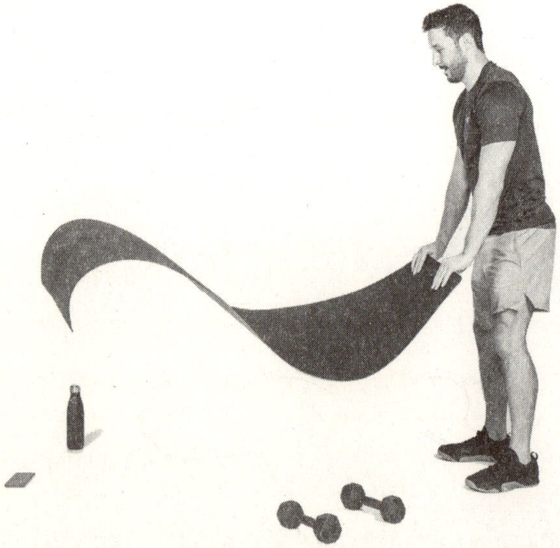

LIBERAR TU CUERPO

7
LOS ESTIRAMIENTOS SON BUENOS. EL MOVIMENTO ES MEJOR

Ahora que entiendes mucho mejor cómo funciona tu cuerpo, estás listo para empezar a transformarte. La primera etapa para recuperar y sentirte mejor es liberarte de tus tensiones. Ya te lo dije y vuelvo a decirlo: delante de cualquier nuevo dolor consulta a tu médico, ya que un buen diagnóstico te ayudará a elegir el mejor tratamiento y a recuperarte lo más rápido posible. Por suerte, la gran mayoría de los dolores musculoesqueléticos no están asociados con lesiones. Algunos de estos dolores desaparecen por sí mismos con el tiempo y, desafortunadamente, otros pueden seguir durante semanas o meses, o volverse crónicos. Pero existen muchas cosas que se pueden hacer para disminuir estas tensiones. El propósito del capítulo siguiente es ofrecerte herramientas para volver a moverte sin dolor.

LOS ESTIRAMIENTOS SON BUENOS, EL MOVIMIENTO ES MEJOR

> El dolor de espalda de María no quiere irse. Ya hace dos semanas que sufre y no encontró nada que le fuera bien. Sin embargo, sigue haciendo los estiramientos que le recomendó su osteópata y la verdad es que le alivian un poco el dolor. Pero el alivio solamente dura quince minutos y el dolor vuelve como antes. A veces, cuando hace los estiramientos siente que una articulación está a punto de crujir y que es lo que necesita.

Nuestra primera reacción para aliviar un dolor suele ser estirar los músculos o las articulaciones. En ese momento, nos sentimos mejor, pero el alivio no dura mucho tiempo. Al final, no sabemos si nos conviene el estiramiento o no. Aunque la literatura científica sobre el tema sea bastante profusa, no es de muy buena calidad y existen muchas ideas erróneas alrededor de los estiramientos, porque no es algo sencillo y depende de varios factores: para quién, para qué, el tipo de estiramientos, etcétera.

Los estudios científicos son muy eficaces para responder a preguntas sencillas con una sola variable. Pero, en este caso (y en muchos otros casos como los calambres, la osteopatía, las tendinitis...), la ciencia tiene dificultades para pronunciarse, porque la evaluación de varios criterios es difícil que pueda aplicarse a todo el mundo. Por esto mismo es muy importante entender el contexto. En este capítulo voy a responder a todas tus dudas sobre los estiramientos en función de cada situación y a partir de la evidencia científica actual.

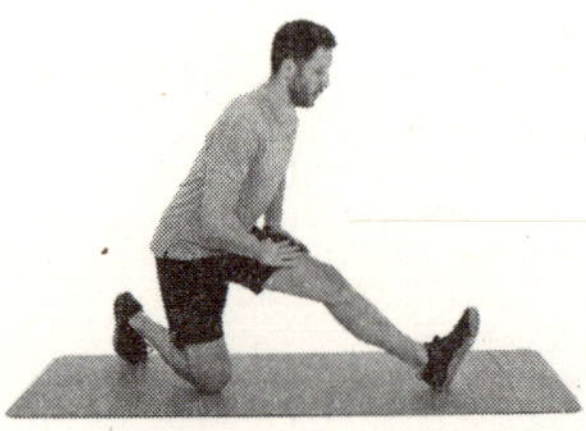

PARA QUÉ SIRVEN LOS ESTIRAMIENTOS

Dependiendo de tu objetivo, los estiramientos pueden ser más o menos eficaces.

¿Para aliviar el dolor?

Los estiramientos permiten disminuir el dolor momentáneamente. Este alivio temporal puede ser explicado por la activación de los nociceptores, unos receptores especializados en el dolor que se encuentran en los tendones y en los ligamentos.

Los estiramientos pueden producir una sensación desagradable y dolorosa, generando una reacción del sistema central del dolor que se «apaga» momentáneamente (esta reacción se llama «hipoalgesia»). Es la misma reacción que ocurre si pones tu mano en un cubo lleno de agua fría: primero sientes un dolor intenso y progresivamente todo el sistema del dolor de tu cuerpo se calma. Según un estudio realizado en 2020, es probable que los estiramientos tengan un impacto sobre la percepción del dolor, por la activación de las áreas del sistema nervioso central que modulan el dolor.

Los estiramientos no son los únicos ejercicios que producen hipoalgesia. Muchos estudios demostraron que la actividad física y los ejercicios que involucran contracciones musculares sostenidas también inducen hipoalgesia. Estirarse no es la panacea para aliviar el dolor, es una solución a corto plazo que no corrige la causa de tu dolor, pero puede hacer bien.

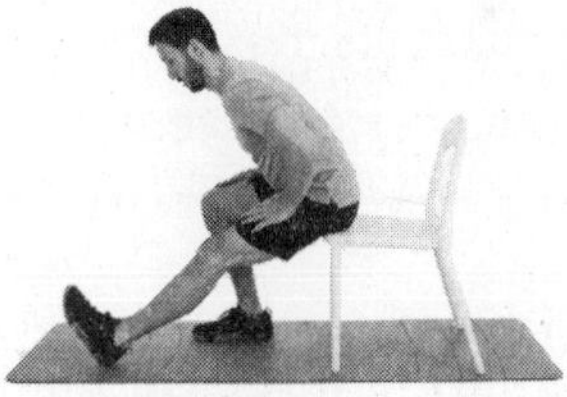

¿Para el calentamiento?

Los estiramientos no permiten un calentamiento muscular correcto. Ciertos estudios demuestran que los estiramientos generan en el músculo tensiones importantes que provocan una interrupción de la irrigación sanguínea, lo contrario del efecto de «vascularización» que buscamos. El objetivo de un calentamiento es «calentar» el músculo para prepararlo para el esfuerzo, y, de hecho, necesitamos estimular la circulación sanguínea para alimentar los músculos. Esto se hace con contracciones y relajaciones musculares.

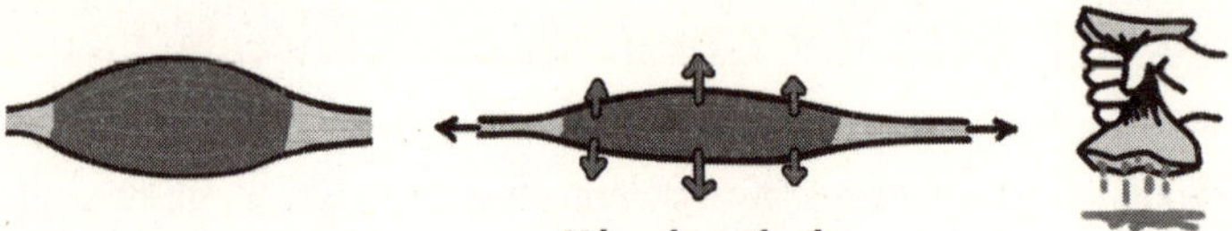

Músculo estirado

> La contracción muscular estimula la circulación sanguínea y «calienta el músculo». Imagínate caminando por la calle en pleno invierno y solamente con una camiseta. Tienes escalofríos y todo tu cuerpo empieza a temblar. Los temblores son el resultado de pequeñas contracciones involuntarias de los músculos superficiales. Este proceso va a estimular la circulación sanguínea para atraer la sangre hasta el músculo, ya que, cuando tiemblan los músculos, producen cinco veces más calor que cuando están en reposo.

Otros estudios mostraron una disminución del rendimiento después de calentar con estiramientos. Y si piensas que estirar puede ayudar a prevenir las lesiones... tampoco es eficaz para eso. Un estudio realizado en 1994 muestra que en corredores de maratón (en una muestra con 600 personas), el número de lesiones es superior al 34 por ciento en los que realizan estiramientos. Por tanto, el hecho de hacer estiramientos podría aumentar el riesgo de lesionarse.

Existe suficiente evidencia científica para afirmar que los

estiramientos no son recomendados durante el calentamiento. Te recomiendo realizar movimientos activos de intensidad moderada entre 10 y 15 minutos; si es posible, movimientos específicos parecidos a los que vas a realizar durante tu entrenamiento.

¿Para recuperarse después de un esfuerzo?

Para evitar las contracturas musculares solemos realizar estiramientos después de entrenar. Lamentablemente, para recuperarnos más rápido no es tan útil como pensamos, es decir, no es muy eficaz y no es indispensable. Sin embargo, si hacer una rutina de *stretching* después de entrenar es un ritual importante para ti y hace que te sientas bien: continúa realizándola. Pero si no te gusta estirarte después del deporte: no pasa nada, y no te culpes.

¿Para ganar flexibilidad?

Sí, puedes mejorar tu flexibilidad haciendo estiramientos. Pero no es la única forma. Los ejercicios de fuerza también ayudan a mejorar la flexibilidad de los músculos. Por ejemplo, practicar el peso muerto rumano no solamente te permite fortalecer los isquiotibiales, sino también mejorar su flexibilidad.

En el caso de los yoguis, bailarines y practicantes de artes marciales que han hecho horas y horas de estiramientos, se observa una reorganización de células musculares que se volvieron más largas. No solamente se adaptan las células musculares, sino que también se adapta el sistema nervioso para ser menos sensible a la tensión. Pero esto es el resultado de muchos estiramientos que a menudo fueron practicados a una edad temprana, cuando el cuerpo tiene capacidades de adaptación más importantes.

Ahora bien, ¿por qué quieres ganar flexibilidad? Algunas actividades como el yoga, la danza clásica o el patinaje artístico requieren mucha flexibilidad, pero no es el caso de la gran mayoría de los deportes. Los estiramientos no permiten mejorar el rendimiento ni prevenir lesiones, como vimos anteriormente. Entonces, si practicas fútbol, mejorar tu flexibilidad no es necesario; es más interesante trabajar la fuerza y la estabilidad de tus articulaciones con ejercicios más activos. Por ejemplo, puedes entrenar tu coordinación, tu equilibrio, la pliometría u otras capacidades adaptadas a tu deporte.

¿Para prevenir las lesiones?

No te voy a mentir: no lo sabemos realmente. Existe mucha investigación sobre los estiramientos y la prevención de lesiones, pero, si queremos ser honestos, es de baja calidad. Personalmente, no creo que sea necesario. Prefiero recomendar otras actividades, como entrenar, dormir bien o pasar tiempo de calidad con amigos. Estas actividades serán eficaces o no para prevenir las lesiones, pero como mínimo tienen muchos otros beneficios secundarios. Sin embargo, me gusta relajarme haciendo estiramientos delante de una serie de Netflix y, aunque no sirva mucho, seguiré haciéndolo, porque es un momento que me gusta.

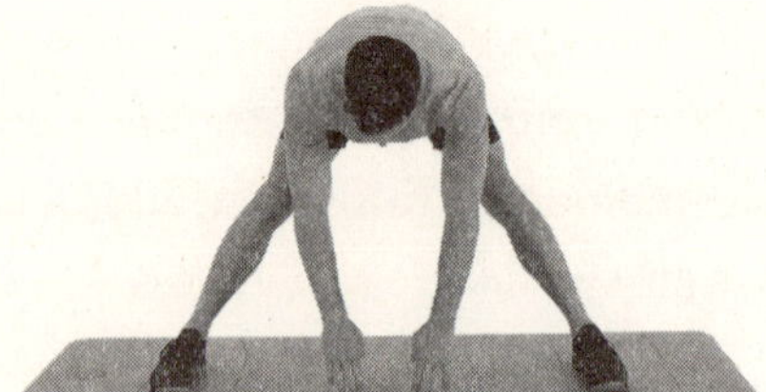

CÓMO ESTIRARSE

Existen muchas formas de estirar los músculos. La variación clásica consiste en estirar los músculos pasivamente, usando el peso del cuerpo para aumentar la tensión y tratando de relajarse al máximo. Con el fin de que tengan una mayor eficacia te recomiendo probar los estiramientos activo-dinámicos, en los cuales se usa la contracción muscular y el sistema nervioso para aumentar la flexibilidad.

Estiramientos pasivos

- Estirar el músculo entre 30 segundos y 1 minuto 30 segundos, tres veces.
- No fuerces: busca la tensión y mantenla, respirando profundamente. Aumenta la intensidad cuando sientas que disminuye la tensión.
- Es mejor aumentar la frecuencia de tus sesiones que aumentar la duración de las sesiones.

Estiramientos activo-dinámicos

Estos estiramientos son más eficaces que los estiramientos pasivos:

- Ponte en posición de estiramiento, sin forzar.
- Contrae el músculo que quieres estirar durante 5 segundos.
- Relaja y mantén la posición entre 4 y 6 segundos.
- Aumenta la tensión (si puedes; no debería ser doloroso).
- Repite de tres a cinco veces.

Variación: en lugar de contraer el músculo que quieres estirar, puedes contraer el músculo que realiza el movimiento opuesto. Por ejemplo, si quieres estirar los isquiotibiales, contrae el cuádriceps con una extensión de rodilla y flexión de cadera.

CUÁNDO ESTIRAR

Los estiramientos son una forma de entrenamiento. En ellos se somete a los músculos a una carga lo suficientemente importante como para generar una adaptación en los tejidos (para ganar flexibilidad). Al igual que sucede en cualquier entrenamiento, se necesita una buena recuperación. Por ello, es importante practicar estiramientos un tiempo después de entrenar, con el fin de dejar que tus músculos se recuperen.

¡Cuidado!: si fuerzas demasiado durante un estiramiento, puedes generar contracturas en los músculos, y necesitarás mucho más tiempo para recuperarte.

Por la misma razón, no recomiendo los estiramientos justo después de entrenar. Tus músculos necesitan recuperarse. Agregar una carga importante sobre los músculos cansados aumenta el riesgo de lesión. Obviamente, esto depende mucho de la intensidad de los estiramientos, ya que estirar una vez un músculo durante 30 segundos es diferente de estirarlo cuatro veces durante un minuto. El tiempo de recuperación no es el mismo. Si te gusta hacer estiramientos después de entrenar, te aconsejo no forzar: busca una leve tensión e intenta aflojar los músculos de tu cuerpo. No busques ganar flexibilidad, sino relajación.

LA DIFERENCIA ENTRE MOVILIDAD Y FLEXIBILIDAD

Ya vimos qué son los estiramientos y para qué sirven —o para qué no sirven—, y ahora vamos a ver qué son los ejercicios de movilidad, que es la capacidad de movilizar las articulaciones de manera consciente en todo su rango de movimiento.

Los ejercicios de movilidad son estiramientos activos, que implican una contracción muscular y un movimiento, tomándonos el tiempo necesario para trabajar con conciencia la relación entre nuestro cerebro y nuestros músculos. Se trata de aprender a controlar el movimiento. ¡Y esto es muy eficaz para relajar el cuerpo!

En mi caso, los ejercicios de movilidad me permiten aprender a moverme mejor. Me siento más fluido y más fuerte después de una rutina de movilidad. Además, me doy cuenta de que tengo menos dolores en los periodos en los que practico ejercicios de movilidad de manera regular.

Los estiramientos:

- Ayudan a relajarse.
- Son pasivos: no necesitan ninguna contracción muscular.
- Con una práctica frecuente permiten volverse más flexible.
- Ganar flexibilidad no sirve para prevenir lesiones y tampoco para mejorar el rendimiento.
- Si fuerzas demasiado, puedes generar microlesiones sin darte cuenta.

Los ejercicios de movilidad:

- Es una práctica activa que estimula el sistema cardiovascular y el sistema nervioso, generando beneficios secundarios saludables.
- Permite desarrollar más control en las articulaciones (tener más fuerza en todo el rango de movimiento).
- Ayuda a conocer nuestros límites articulares.
- Exige poner más energía que en los estiramientos.

Si nos enfocamos en la salud del cuerpo, sin duda los ejercicios de movilidad son mucho más eficaces. Pero, a veces, lo único que queremos es relajarnos sin hacer esfuerzos. Y la verdad es que, aunque una sesión de estiramientos no lleve muchos beneficios a largo plazo, se trata de un momento muy agradable para el cuerpo y la mente.

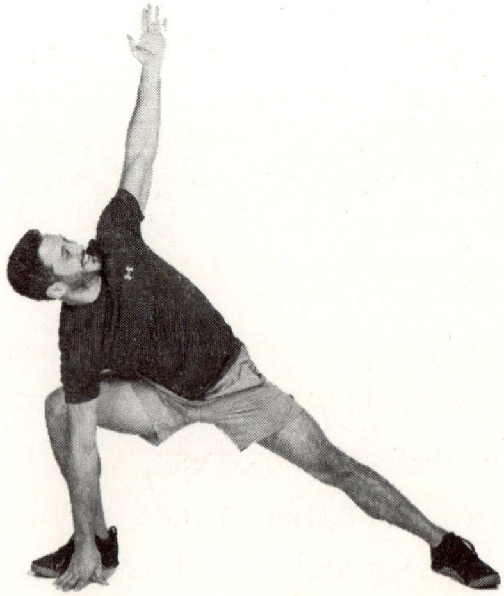

RUTINA DE ESTIRAMIENTOS

Enciende velitas, saca la mesita del salón y ponte una buena película, vamos a hacer algunos estiramientos para relajarnos.

PARA LAS CADERAS

Vamos a estirar los músculos iliopsoas y los aductores, así que ponte en posición de estocada.

Primera parte:

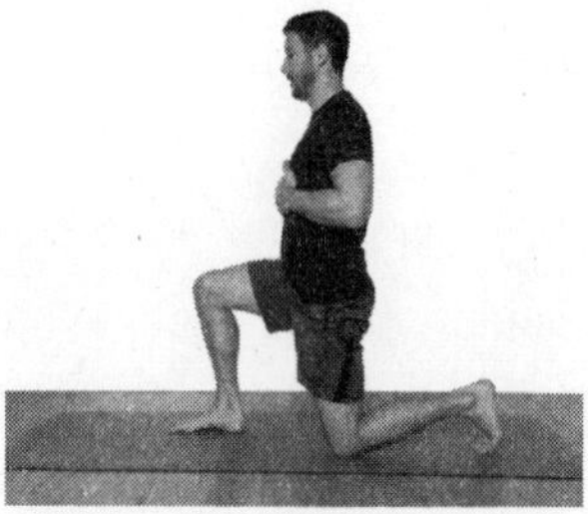

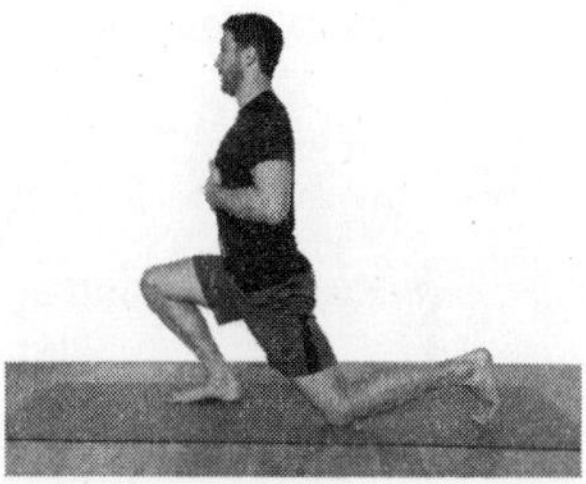

1. Inhala y enderézate.
2. Exhala empujando las caderas hacia delante. Contrae un poco los abdominales y los glúteos para limitar una extensión en las vértebras lumbares.
3. Vuelve a la posición inicial durante la inhalación. Cuando empujas las caderas hacia delante deberías sentir una tensión en la parte anterior de la cadera de la pierna posterior.

4. Repite el movimiento tres veces (esto se hace combinado con tres respiraciones profundas).

Segunda parte:

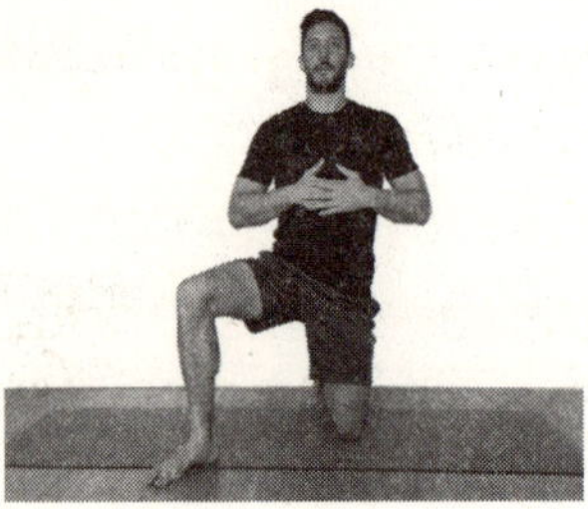

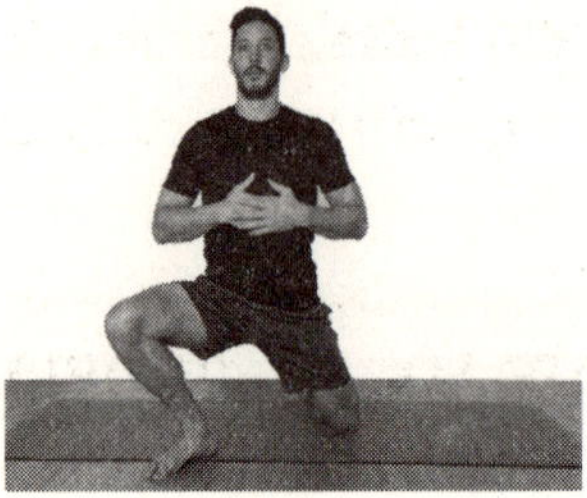

5. Abre la cadera de la pierna anterior a 45°.

6. Cuando exhales, empuja en dirección a tu rodilla anterior (45°). Tu rodilla sigue la línea de tu pie. Vas a sentir una tensión localizada en la parte interior de la cadera, en los aductores.

7. Repite el movimiento tres veces (esto se hace combinado con tres respiraciones profundas).

Tercera parte:

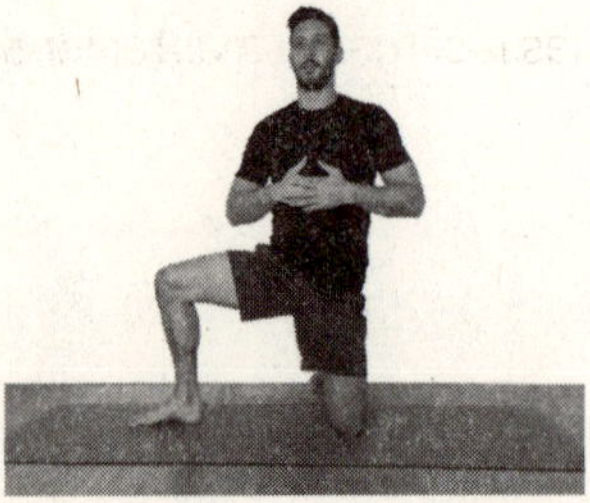

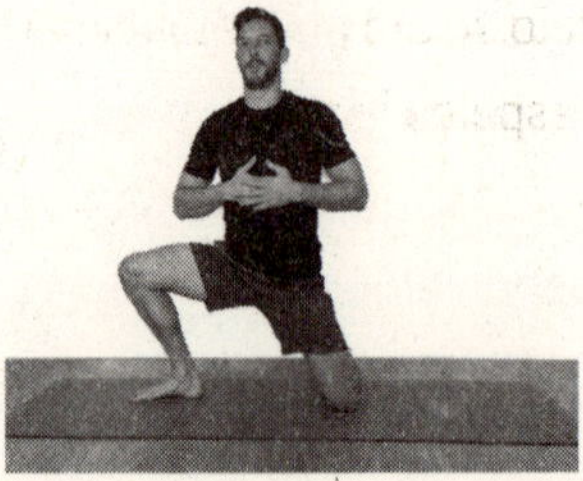

8. Abre la cadera al máximo (entre 60° y 90°, dependiendo de tu flexibilidad).

9. Cuando exhales, empuja en dirección a tu rodilla anterior. Cuidado, tu rodilla no debe caer hacia dentro. No dudes en ayudarte con la mano para mantener la rodilla hacia fuera.

10. Repite el movimiento tres veces (esto se hace combinado con tres respiraciones profundas).

PARA LOS ISQUIOTIBIALES

Los músculos isquiotibiales son los que recorren la parte posterior del muslo. Una manera muy simple de estirarlos es en posición sentada en el suelo con las piernas extendidas, inclinándose hacia delante. Sin embargo, no es muy eficaz para las personas que no tienen mucha flexibilidad, como es mi caso. Tenemos que forzar con los abdominales para no caer hacia atrás. Además, terminamos estirando la espalda baja con una gran flexión lumbar. Para evitar eso, vamos a elevar la pelvis. Te recomiendo sentarte sobre una almohada, un bloque o directamente en el borde del sofá, en el caso de las personas menos flexibles. Extiende las piernas hasta el suelo. Ahora puedes inclinarte más fácilmente manteniendo la espalda recta:

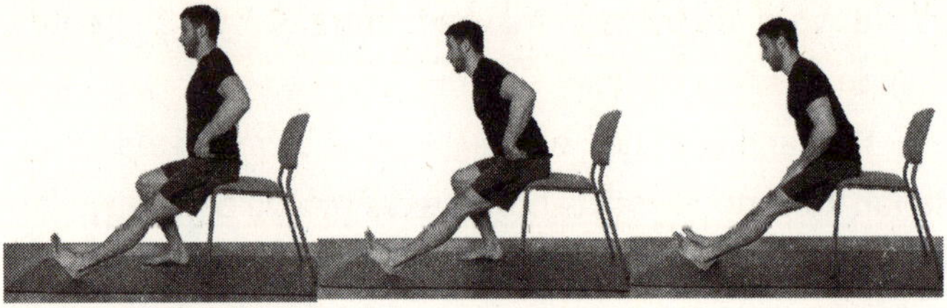

1. Enderézate y mantén la espalda baja recta. Extiende las piernas (no pasa nada si hay una leve flexión en las rodillas).

2. Inclínate hacia delante con las caderas. La espalda baja tiene que quedarse recta.

3. Mantén la posición respirando profundamente, de 30 segundos a un minuto.

4. Durante cada exhalación, trata de relajar la tensión en los isquiotibiales.

No es grave flexionar la espalda baja durante el estiramiento, pero significa que estás compensando porque ya llegaste a tu límite en los isquiotibiales. Es mejor disminuir un poco la tensión (menos flexión de cadera o más flexión en las rodillas).

! ¿Cuánto tiempo debes realizarlo? Hazlo de 30 segundos a 1 minuto, con 30 segundos de estiramiento. Lo puedes repetir de una a tres veces, con dos minutos de descanso entre cada repetición.

PARA LOS GLÚTEOS Y LA ESPALDA BAJA

Esta es una de mis posiciones favoritas cuando estoy en el suelo. A partir de esta posición se pueden estirar muchas cosas.

Siéntate en el suelo con una pierna en rotación externa y la otra en rotación interna, de modo que las dos rodillas estén dobladas a 90°.

Primer movimiento:

1. Enderézate y mantén la espalda baja recta.
2. Inclínate hacia delante con el pecho en dirección a la rodilla de la pierna que está en rotación externa.
3. Exhala profundamente y trata de relajar los glúteos.

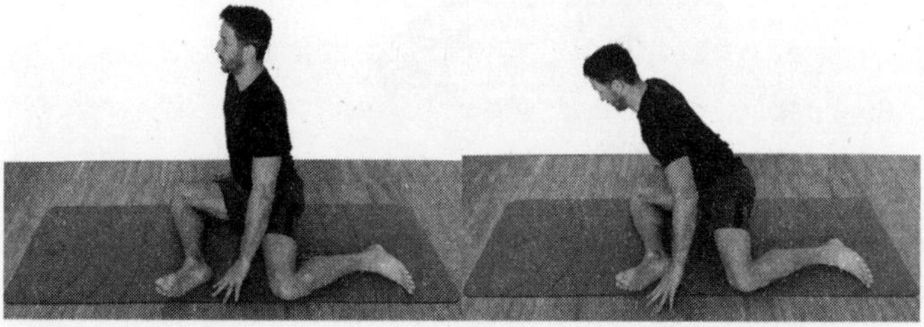

¿Cuánto tiempo debes realizarlo? Hazlo de 30 segundos a un minuto, con 30 segundos de estiramiento a cada lado. Lo puedes repetir entre una y tres veces.

Segundo movimiento:

1. Endérezate e inhala profundamente.

2. Exhala e inclínate hacia delante en dirección a la misma rodilla. Extiende el brazo lo más lejos posible en dirección al suelo. Esta vez puedes doblar la espalda. Deberías sentir el estiramiento en el lado de la espalda baja.

¿Cuánto tiempo debes realizarlo? Hazlo entre 30 segundos y un minuto, con 30 segundos de estiramiento a cada lado. Lo puedes repetir entre una y tres veces.

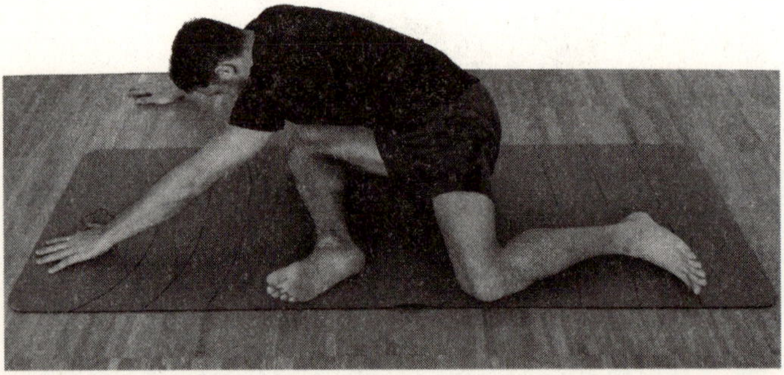

PECTORALES Y ESPALDA ALTA

Con este estiramiento queremos mejorar la flexibilidad en los hombros y entre los omoplatos:

1. Ponte en posición de cuadrupedia delante de tu sofá y extiende tus brazos por encima.
2. Inhala profundamente y exhala bajando el pecho hacia el suelo. Mantén la posición.

! ¿Cuánto tiempo debes realizarlo? Hazlo de 30 segundos a un minuto, con 30 segundos de estiramiento. Lo puedes repetir entre una y tres veces.

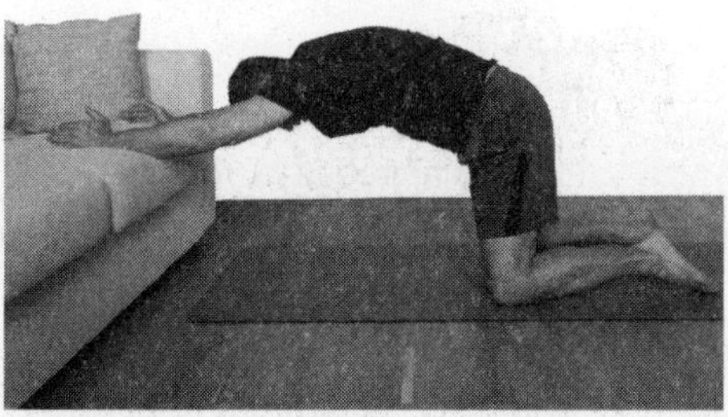

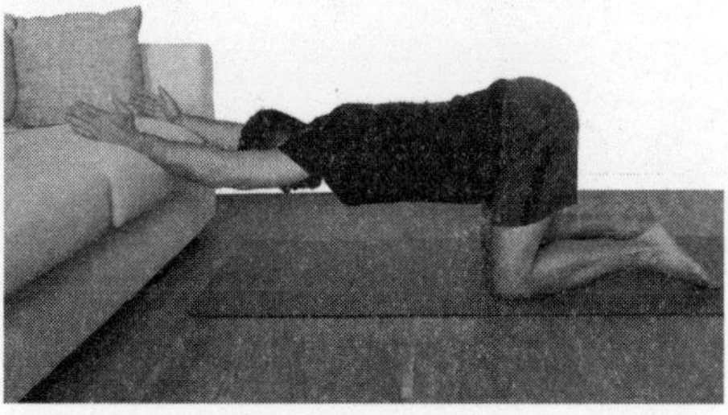

CUELLO

Puedes realizar este estiramiento desde cualquier lugar, te ayudará a disminuir el estrés y aliviar los dolores de cabeza:

1. Coloca la mano derecha justo debajo de la clavícula izquierda.
2. Inclina la cabeza hacia la derecha hasta sentir una tensión muy leve.
3. Agrega una leve extensión de cuello.
4. Termina girando la cabeza hacia la izquierda.
5. Mantén la posición y respira profundamente.

Deberías sentir la tensión desde la clavícula hasta la zona de detrás de la oreja del mismo lado. No fuerces, es una zona muy sensible.

! ¿Cuánto tiempo debes realizarlo? Haz de 30 segundos a 45 segundos de estiramiento a cada lado. Lo puedes repetir entre una y tres veces.

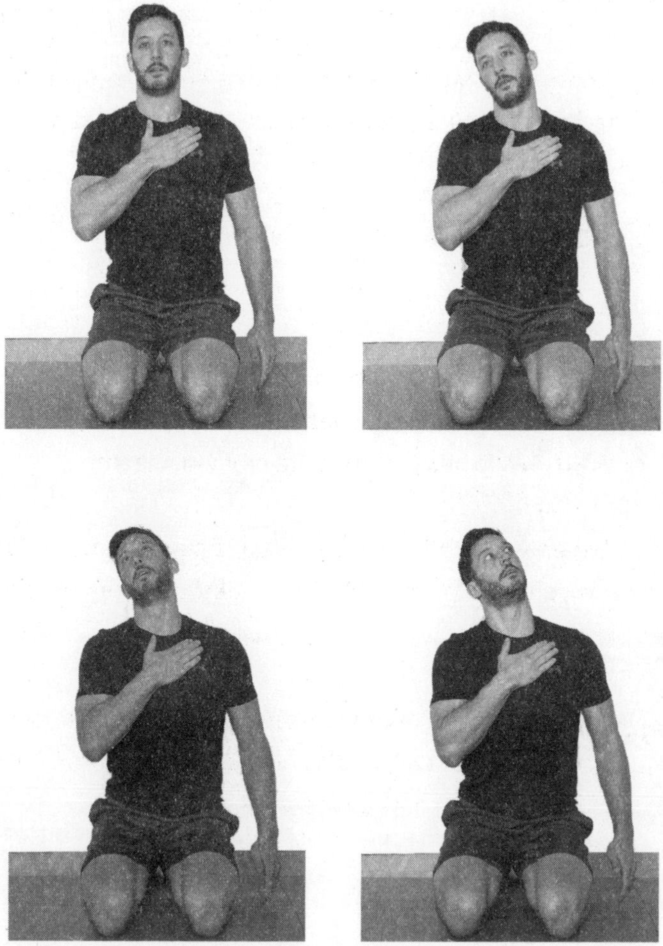

8
RUTINAS DE MOVILIDAD DIARIAS

Las rutinas de movilidad son tan importantes para mí, que dentro del Método Funcional (mi plataforma online de entrenamiento) propongo una rutina diferente cada día para mantenerse en forma y para complementar los ejercicios. En este capítulo quiero compartir contigo algunas de mis rutinas favoritas.

INVESTIGA TU CUERPO

Suelo aprovechar las rutinas de movilidad para hacer un chequeo de mi cuerpo. Para mí es como realizar un autodiagnóstico, y durante los ejercicios me concentro en mis sensaciones: dolores, tensiones, limitaciones de movilidad. Esto me permite conocer mi estado físico cada día, y me ayuda a saber lo que puedo exigirle o no a mi cuerpo. Me gusta incluir algunos ejercicios de movilidad en mis calentamientos por las mismas razones: si siento tensiones inusuales, voy a adaptar mi entrenamiento a esas circunstancias.

Es normal tener unos días más difíciles que otros. Un día te sientes invencible y al día siguiente te duele la cadera sin ninguna razón aparente. Esto ocurre y hay que aceptarlo, y no exigirnos demasiado: mañana será un mejor día.

CUÁNTAS REPETICIONES

Lo que me gusta de los ejercicios de movilidad es que no importa cuánto tiempo o cuántas repeticiones realizas. Hacer un poco es mejor que no hacer nada, porque son beneficiosos desde la primera contracción; de hecho, se pueden realizar en cualquier momento del día, aun cuando no tengas tiempo. La espalda en la cama, el cuello en la oficina, las piernas en la calle, las muñecas en el autobús... siempre hay un movimiento que puedes hacer para sentirte mejor.

Es una pregunta que me hacen con frecuencia en las redes sociales: «¿Cuánto tiempo debo dedicar? ¿Cuántas repeticiones debo hacer para este ejercicio?». La realidad es que no hay reglas. Cuanto más frecuentes sean, mejor. Solo depende del tiempo que tienes. ¿Solo tienes 30 segundos para mover tu cuello en la oficina? Está bien, te va a relajar. ¿Quieres hacer una hora de ejercicios? ¡Genial!

Lo que sí importa es la frecuencia. Es mejor hacer 30 segundos de movimientos, pero diez veces al día, que una hora de movilidad y una vez por semana. El objetivo es evitar que algunos músculos se queden sin contraerse y estirarse durante largos periodos (el sedentarismo). Sin embargo, sé que muchos necesitan una guía. Por ello, para cada ejercicio te voy a proponer un número de repeticiones o un tiempo de práctica, pero recuerda que solo es una indicación.

POR QUÉ ME DUELE AL DESPERTAR

Durante la noche tu cuerpo está en un modo de funcionamiento de recuperación. Entonces se activa el sistema nervioso parasimpático, el cual es el sistema de reposo que permite recargar las baterías.

Para levantarse y empezar a caminar, entramos en el modo de acción: se activa el sistema simpático que va a enviar la sangre del cuerpo hasta los músculos. Esta transición entre el modo parasimpático y el modo simpático puede durar entre unos minutos y una hora, y durante este periodo vas a sentir tu cuerpo contracturado (o dolorido), porque todavía no está listo para caminar y moverse. Una vez que la sangre llega hasta los músculos, ya están preparados para trabajar y los dolores desaparecen.

Por ello, después de una buena ducha caliente nos sentimos mucho mejor. El calor —el frío también— estimula la circulación sanguínea y el cuerpo entra en modo simpático.

En lugar de levantarte bruscamente y empezar a caminar, te recomiendo practicar movimientos suaves en la cama para preparar progresivamente tu cuerpo. La idea es contraer los músculos con poca intensidad hasta que estén listos para trabajar.

RUTINA DE EJERCICIOS AL DESPERTAR

La rutina más importante para mí es la de la mañana. Es un momento casi meditativo (seguramente porque todavía estoy medio dormido) en el que preparo mi cuerpo para el día. Necesito entre dos y cinco minutos, según el día. El objetivo es calentar los músculos y estimular el sistema nervioso simpático antes de levantarse.

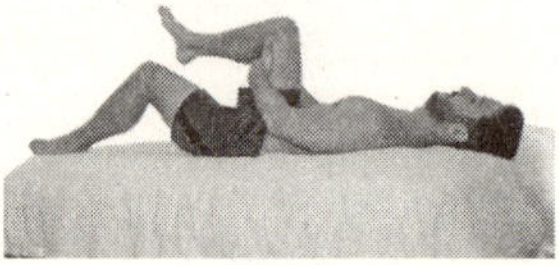

1. Flexión de pierna

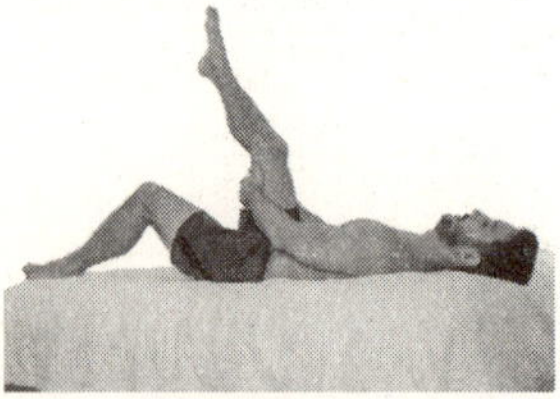

2. Extensión de rodilla

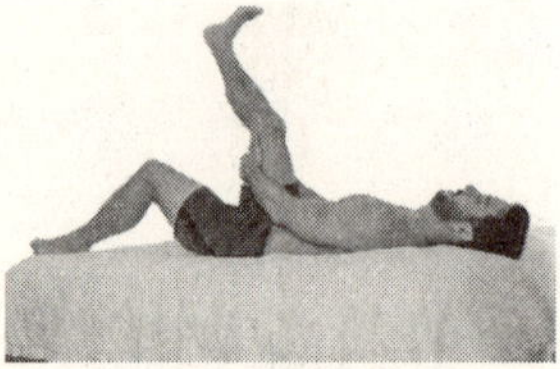

3. Flexión de tobillo

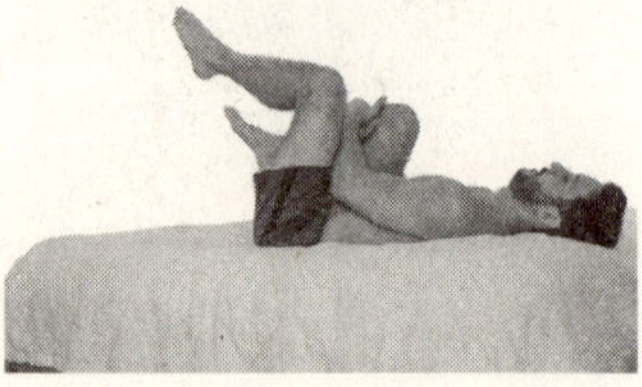

1. Agarra una pierna

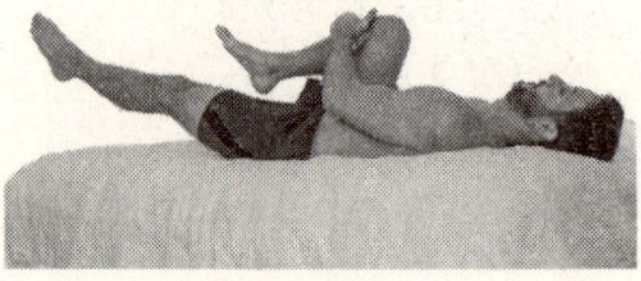

2. Extiende la otra

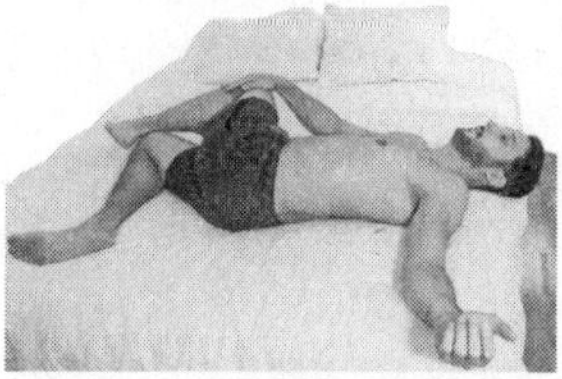

1. Déjà caer las piernas dobladas por un lado

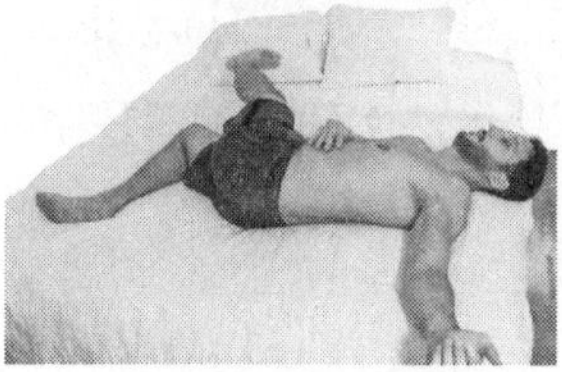

2. Extiende la rodilla de la pierna superior y sube toda la pierna

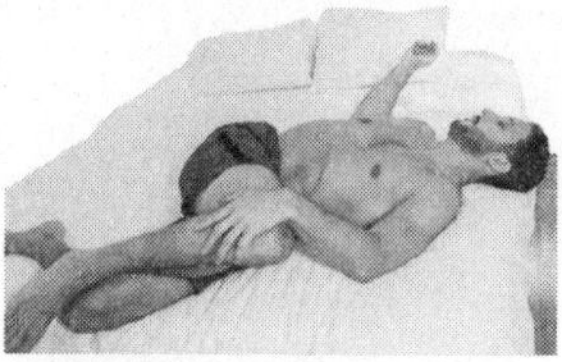

3. Cambia de lado en cada repetición

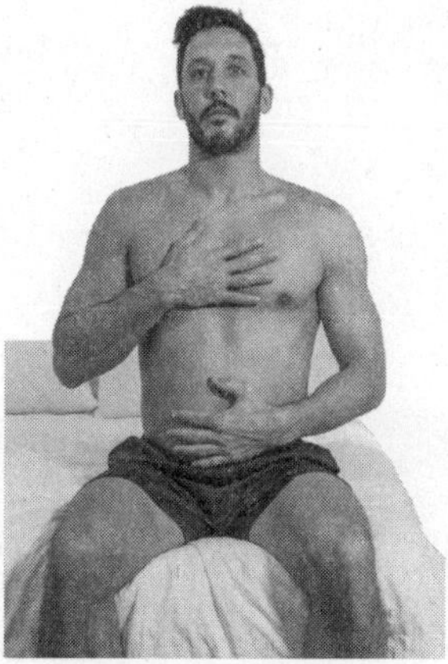

1. Exhala profundo en 5 a 6s

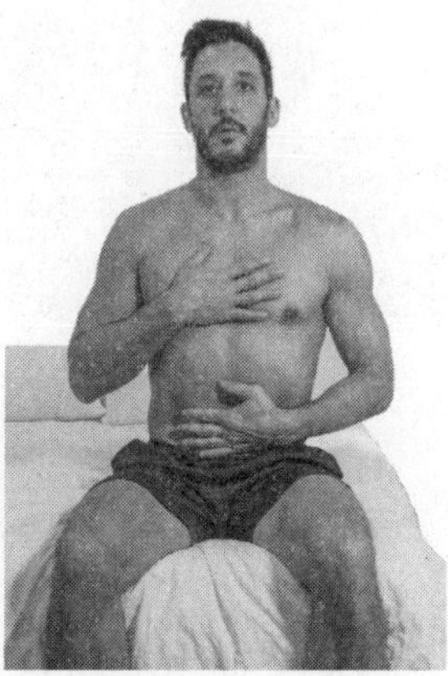

2. Inhala profundo en 4s

Trata de inchar el vientre cuando inhalas y acercar el ombligo de la columna cuando exhalas (hacia dentro).

RUTINA DE EJERCICIOS ANTES DE DORMIR

Al igual que la rutina de la mañana ayuda a la transición entre el modo de la recuperación y el modo de la acción, la rutina antes de dormir ayuda a volver al modo de reposo, favorece el sueño y relaja los músculos del cuerpo.

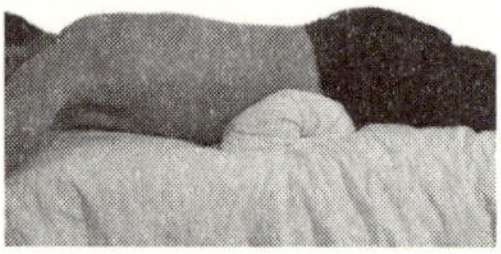

5 respiraciones profundas en posición boca abajo, con una almohada doblada debajo del vientre.

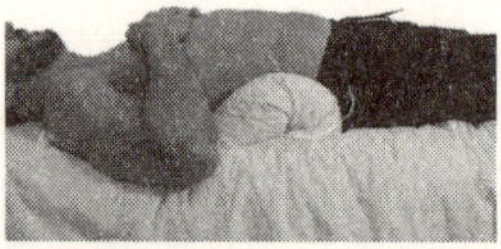

5 respiraciones profundas en posición boca arriba con una almohada doblada debajo del sacro.

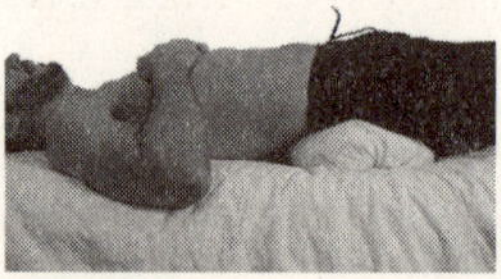

5 respiraciones profundas en posición boca arriba con una almohada doblada debajo de la espalda.

AUTOMASAJES QUE HACEN BIEN

El efecto terapéutico de los masajes es polémico porque sus beneficios son temporales, inconsistentes y modestos. Sin embargo, no podemos negar que hacen bien. Aunque no haya beneficios a largo plazo, el bienestar que procura un buen masaje a corto plazo permite mejorar tu calidad de vida. Antes de seguir, comparto contigo algunas contraindicaciones del masaje:

- Osteoporosis avanzada.
- Osteomielitis.
- Flebitis y problemas de coagulación.
- Artritis reumatoide.
- Fractura.
- Moretón doloroso.
- Diabetes avanzada.

Para no depender de tu pareja o de tu billetera, te propongo varios masajes para relajar diferentes partes del cuerpo. Cuidado, algunos pueden ser incómodos, pero no deberían ser dolorosos, así que, si te duele, disminuye la intensidad de la presión.

Automasajes para las piernas con un rodillo

Para los músculos del *tríceps sural*: Sentado en el suelo, coloca el rodillo bajo la corva de las rodillas. Elévate un poco del suelo y haz rodar el rodillo hasta la base del tendón de Aquiles.

Para los músculos *isquiotibiales*: sentado en el suelo con el rodillo debajo de los isquiotibiales, haz rodar el rodillo de 30 segundos a un minuto.

Para los músculos *tensor de la fascia lata* y *los glúteos medio y menor*: contra la pared, ponte de costado con el rodillo justo debajo de la cresta del hueso ilíaco. Haz rodar el rodillo de arriba abajo hasta 10 centímetros por encima de la rodilla.

Para los músculos *aductores*: acostado boca abajo, dobla una pierna para abrir la cadera a 90°. Coloca el rodillo debajo de los aductores, perpendicular al muslo. Haz rodar el rodillo desde la rodilla hasta la cadera.

Automasajes para las caderas y la pelvis con un rodillo

Para el músculo *glúteo mayor*: sentado sobre el rodillo apoyando solamente una nalga, haz rodar entre 30 segundos y un minuto. Apóyate en el suelo con las manos para manejar el peso de tu cuerpo sobre el rodillo.

Para el músculo del *cuádriceps*: boca abajo, coloca el rodillo debajo de tu muslo y desplaza desde la cadera hasta 3 centímetros por encima de la rótula.

Automasajes para la espalda con un rodillo

Para los músculos *erectores de la columna*: contra la pared, apoya la espalda en el rodillo y desplaza desde arriba hasta abajo de 30 segundos a un minuto.

Para el *cuadrado lumbar*: puedes usar una pelota de tenis para ser más preciso. Boca arriba o contra la pared, coloca la pelota o el rodillo a 2 o 3 centímetros de la columna y haz rodar desde las costillas (arriba) hasta la cresta ilíaca (abajo).

Para la *espalda media*: boca arriba coloca el rodillo por encima de la zona lumbar, perpendicular a la columna. Haz rodar el rodillo de arriba abajo primero. Luego puedes hacer 3 o 4 extensiones de columna sobre el rodillo y repetirlo en varios niveles de la columna. No fuerces, busca únicamente el fin del rango de movimiento. Es normal que en este ejercicio crujan las articulaciones.

Para el músculo *dorsal ancho*: contra la pared, de costado y con el brazo elevado, coloca el rodillo al nivel de las costillas y, sin forzar, desplázalo hasta la base del brazo.

Automasajes para los hombros y los brazos con un rodillo

Para los músculos del *pectoral mayor*: apóyate contra una pared con una pelota entre el pecho y la pared, y desplaza la pelota alrededor del músculo.

Para el músculo del *tríceps braquial*: de costado contra una pared, eleva el brazo doblado y coloca el rodillo entre la pared y la parte posterior de tu brazo. Haz rodar el rodillo de arriba abajo.

Puedes buscar zonas más específicas realizándolo con una pelota.

Automasaje para la base del cráneo

Acostado en el suelo boca arriba, coloca la punta de los dedos de las dos manos detrás del cuello, justo al lado de las vértebras cervicales. Relajando el cuello, aleja tus dedos hacia fuera con una leve presión contra los músculos. Repite este movimiento diez veces. Puedes relajar la tensión de los músculos elevando un poco el mentón.

Pon los pulgares de tus manos en la base de tu cráneo, en la zona entre las cervicales y el hueso occipital (el hueso de la base del cráneo). Eleva un poco el mentón para relajar los músculos del cuello y, con los pulgares, realiza movimientos circulares con una leve presión, hacia un lado y hacia el otro.

9

CREAR UN ENTORNO SALUDABLE PARA TU CUERPO

Beber, comer, dormir, moverse y respirar son las principales necesidades del cuerpo. Son vitales y son la base de tu salud. No puedes tener un cuerpo que funcione correctamente si no cuidas estos cinco pilares, por lo que deben ser una prioridad para ti.

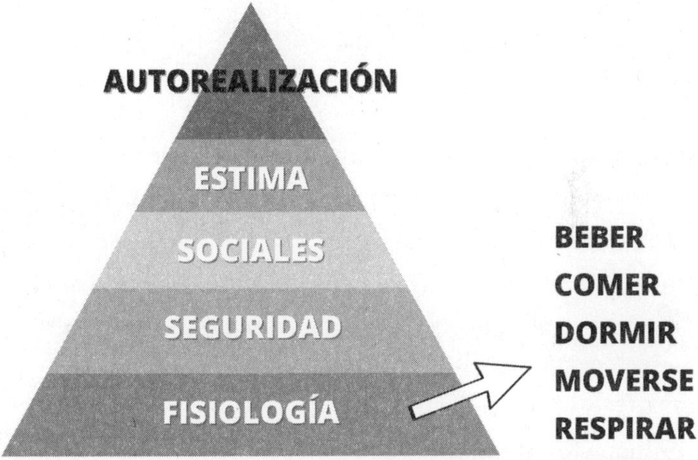

LA RESPIRACIÓN

Tu cuerpo puede aguantar, más o menos, unos 40 días sin comer, 10 días sin dormir, entre unas horas y unos días sin beber y solamente 2 minutos sin respirar. Desde que nacemos hasta que morimos, la respiración nos acompaña. Unos pocos minutos sin respirar... y la vida ya no es posible.

Para funcionar, las células de tu cuerpo necesitan absorber oxígeno y eliminar el CO_2. La respiración es el proceso que permite realizar ese proceso. El motor principal de la respiración es el músculo del diafragma y, al igual que cualquier otro músculo del cuerpo, si no lo usas pierde fuerza y elasticidad. Su trabajo se vuelve menos eficaz y, en este caso, puede afectar a todo tu cuerpo, ya que las células reciben menos oxígeno y no pueden eliminar bien el CO_2. Lamentablemente, es lo que sucede cuando pasas horas y horas sentado sin moverte.

Úsalo o piérdelo

Haz una pausa y piensa en tu respiración durante los 10 últimos minutos. ¿Fue una respiración profunda y amplia o fue una respiración de supervivencia, corta y rápida? Si pasas el 80 por ciento de tu tiempo respirando así, obviamente el músculo del diafragma se adapta: se vuelve más débil. Pero, por suerte, es posible fortalecerlo. Primero vamos a hacer un trabajo de movilidad, con poca intensidad para recuperar un buen ritmo y una buena amplitud respiratoria.

EJERCICIO DEL CUADRADO

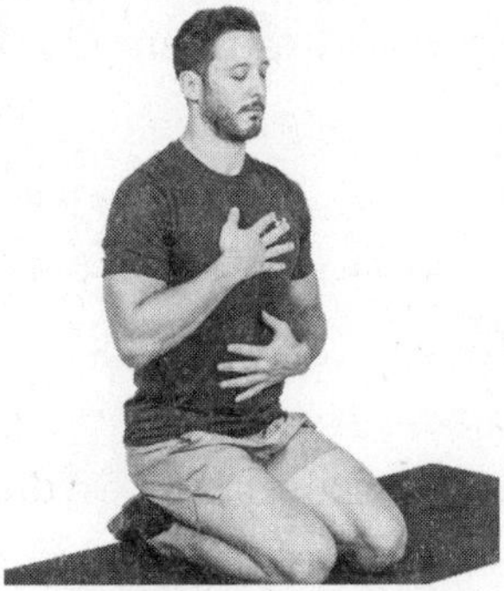

RESPIRACION HIPOPRESIVA

Ahora vamos a intentar aumentar la intensidad para fortalecer el diafragma y, al mismo tiempo, estirarlo. Para ello, vamos a hacer un ejercicio hipopresivo. El propósito de los ejercicios hipopresivos es generar una presión negativa en el vientre:

1. Realiza tres respiraciones profundas.
2. Al final de la tercera exhalación vas a hacer una apnea (que es lo que ocurre cuando los pulmones están vacíos y el diafragma está en posición de estiramiento).
3. Durante la apnea, intenta subir más el diafragma. Para eso «aspira» el vientre hacia dentro y hacia arriba.
4. Manteniendo la apnea, ahora vas a bajar el diafragma el máximo posible (contrayendo del músculo). Para ello, intenta sacar el vientre al máximo. Vas a sentir una tensión sobre las costillas.

5. Alterna estiramiento y contracción hasta que no puedas aguantar más la apnea (¡no olvides respirar!).

Al principio no se puede aguantar mucho tiempo en apnea, es normal. Practícalo varias veces hasta acostumbrarte al ejercicio.

! ¿Cuántas veces debes realizarlo? Hazlo de una a tres veces, con dos minutos de respiración normal entre cada serie.

Variación: puedes variar la intensidad del ejercicio según la posición de tu cuerpo, desde lo más fácil hasta lo más difícil, acostado boca arriba, en posición de cuadrupedia o de pie.

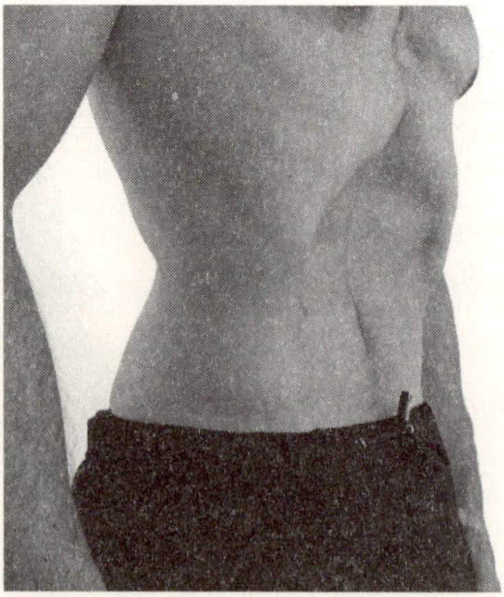

CUIDA TU SUEÑO

El sueño es uno de los factores más importantes para el manejo del dolor; sin embargo, es el más descuidado. Sabemos que el dolor suele afectar la calidad de tu sueño, pero estudios recientes muestran que la privación de sueño aumenta el dolor. Es más, puede interferir con los efectos de tratamientos analgésicos.

Mis consejos son estos:

- Dormir entre 7 y 9 horas por noche. Depende de cada persona, pero 7 horas de sueño es el mínimo recomendado. Si duermes menos horas, estás acumulando cansancio (aunque no te des cuenta), y con el tiempo va a afectar tu dolor, tu productividad, la calidad de tu piel, el tiempo de reproducción de tus células (es decir, que envejeces más rápido).

> Voy a compartir contigo las recomendaciones de la OMS respecto al sueño según la edad:
>
> Entre 0 y 3 meses: 14-17 horas
> Entre 4 y 11 meses: 12-15 horas
> Entre 1 y 2 años: 11-14 horas
> Entre 3 y 5 años: 10-13 horas
> Entre 6 y 13 años: 9-11 horas
> Entre 14 y 17 años: 8-10 horas
> Entre 18 y 64 años: 7-9 horas
> A partir de los 65 años: 7-8 horas

Otras recomendaciones son las siguientes:

- Dormir a la misma hora cada noche, levantarse a la misma hora cada mañana.
- Evitar la cafeína, la nicotina y el alcohol por la noche.
- Acomodar tu habitación para que sea un lugar agradable, confortable, oscuro y tranquilo.
- Optar por una comida liviana por la noche.
- Practicar ejercicio dos o tres horas antes de ir a dormir.

CUIDA TU ALIMENTACIÓN

La calidad de tu alimentación es tan importante como la calidad de tu sueño. Este libro no trata de alimentación, por lo que no me voy a alargar sobre este tema. Pero no debe ser complicado, así que, si no tienes una enfermedad especial, no hagas dieta. Aquí van unas recomendaciones:

- Equilibra tu alimentación y lleva una dieta variada. Cuanto más variada sea, menos probabilidades habrá de que tengas carencias. Cuanto más exceso tengas de un alimento, más desequilibrada será tu alimentación.
- Multiplica los colores en tus platos.
- Elige productos no procesados.

Mi opinión es que puedes comer de todo, sin frustración, pero sin caer en el exceso. Evita al máximo posible utilizar la alimentación para calmar tu malestar o tus emociones, y, si tienes dudas sobre tu alimentación, consulta a un nutricionista.

¿Cómo equilibrar tu plato?

Es importante comer de todos los grupos de alimentos. La Organización Mundial de la Salud aconseja las siguientes proporciones:

- 55 a 60 % de carbohidratos.
- 30 % máximo de grasa.
- 15 % de proteínas.

Es una recomendación aproximativa de una dieta equilibrada y las proporciones pueden cambiar según tus objetivos (perder peso o ganar masa muscular) y tu nivel de actividad física. Aunque tu cuerpo es tu herramienta de trabajo, evita contar el número de calorías de todas tus comidas, ya que esto podría generar trastornos del comportamiento alimentario.

¿Es malo o bueno tomar proteínas?

Las proteínas no son obligatorias, solo son complementos, lo cual significa que permiten completar tu alimentación si no logras tener una aportación suficiente de ellas en tus comidas. Si no tienes como objetivo específico ganar masa muscular, no es necesario tomar proteínas. Con una alimentación variada encontrarás suficientes proteínas con las verduras, las semillas, las nueces y productos animales (que no son indispensables). Pero si empiezas a entrenar mucho, vas a necesitar comer un poco más para tener un aporte suficiente de energía. Todas las personas no tienen el tiempo o el dinero suficiente para comer de cuatro a cinco veces al día. En este caso, un aporte complementario de proteínas puede ayudar. Pero siempre debes privilegiar la calidad de tus comidas antes de agregar proteínas como suplemento, pues estas no son un sustituto.

EJERCICIO DE MEDITACIÓN

Cuando pensamos en la meditación, la asociamos con una práctica religiosa, algo un poco esotérico y reservado a algunos monjes del Himalaya. La meditación es mucho más que eso y tiene beneficios que vienen apoyados por la evidencia científica (existen más de 5.800 estudios científicos sobre la meditación disponibles en PubMed). Entre sus ventajas, destaco las siguientes:

- Disminuye el estrés.
- Mejora la concentración.
- Disminuye los síntomas de la depresión.
- Mejora el rendimiento en el deporte.
- Disminuye el dolor.

¿En qué consiste la meditación?

Meditar es tratar de sentir el momento presente e intentar ser consciente de todo lo que sientes ahora: la sensación del aire sobre tu piel, el dolor o las tensiones musculares en tu cuerpo, el sonido del viento... Meditar es tomarse el tiempo necesario para percibir lo que pasa fuera y lo que pasa dentro, es como salir un poco del cuerpo para observarlo.

¿Ya lo intentaste y no lograste hacerlo bien?

Te voy a contar un secreto: lo lograste. Porque meditar no es un éxito o un fracaso. Intentarlo es meditar y es eficaz, no importa si duró 2 minutos o 50 minutos. El objetivo es tomar conciencia de tu cuerpo y de lo que hay alrededor, es una reunión contigo mismo, y eso hace bien.

Inténtalo, ponte en la posición del loto y, si no te sientes muy cómodo, coloca un bloc o una almohada debajo de tus glúteos. Y si no te gusta esta posición, hazlo sentado en una silla o acostado en tu cama (¡pero ya sabemos que te vas a dormir en esta posición!).

La única regla consiste en no imponerse ningún objetivo. Vas a cerrar los ojos e intentar enfocarte en tus sentidos (oído, vista, olfato, tacto y gusto) y en las sensaciones de tu cuerpo. Te recomiendo abrir YouTube y buscar un vídeo de una meditación guiada para principiantes.

APRENDE A AMARTE PRIMERO

Cuidado, todos los cuerpos son diferentes. Si tienes la genética de Jennifer López, pero te quieres parecer a Carla Bruni, tienes que aceptar que eso no es posible sin poner en riesgo tu salud. No corresponde a tu genética. Forzar la naturaleza para obtener un físico que no corresponde a tu cuerpo es peligroso para tu salud física y mental. Antes de cambiar tu cuerpo necesitas aceptarlo: te guste o no, es tu cuerpo. Lamentablemente, en las redes sociales se ven siempre los mismos cuerpos que parecen perfectos, pero deforman la realidad y generan complejos en personas totalmente normales.

En mi consultorio vi todo tipo de cuerpos: la celulitis, las varices y las cicatrices son normales. Tus asimetrías y tus irregularidades son lo que diferencia tu cuerpo del de los demás.

La verdadera belleza está en la actitud.

Mírate al espejo. ¿Qué ves?

Seguramente hay partes de tu cuerpo que no te gustan. Pero tienes muchas más características bellas por las que deberías amarte.

Mírate otra vez al espejo. ¿Dime qué ves?

¿Bondad? ¿Una bonita nariz? ¿Empatía? ¿Inteligencia? ¿Ojos brillantes? ¿Felicidad? ¿Ahora puedes ver todas esas cosas que te hacen bello(a)?

Mírate a los ojos y dilo.

Nadie te puede dar amor si no te amas a ti mismo(a).

Date amor, porque eres bello(a).

Mírate al espejo y di que te amas.

Nunca dudes en empezar contigo.

Nada te hace más hermoso(a) que ser auténtico(a) y tener amor propio.

UN CUERPO FUERTE ES UN CUERPO SALUDABLE

10
UN CUERPO FUERTE ES UN CUERPO SALUDABLE

Pasan las semanas y María siente que está recuperando el control de su cuerpo. Se acostumbró a los ejercicios de su rutina de movilidad y ahora ya no es tan aprensiva. A veces, incluso quiere hacer un poco más, pero no sabe por dónde empezar. Una amiga le propuso ir a una clase de zumba, pero tiene miedo de lesionarse. ¿Y si fuera demasiado para ella?

Llegamos a mi parte favorita de la rehabilitación: fortalecer el cuerpo. Es mi parte favorita porque es allí donde puedes aprender a disfrutar de todo tu potencial. Vas a descubrir nuevas capacidades y empezar a hacer cosas que pensabas imposibles. Primero te voy a enseñar todo lo que debes saber para entrenar con seguridad y después te propondré un programa de entrenamiento en 6 semanas, parecido a los entrenamientos del Método Funcional. El objetivo de este entrenamiento es volver a entrenar con seguridad.

VARIAR LAS INTENSIDADES

En el capítulo 3 vimos que existen muchas maneras para aumentar o disminuir la intensidad de un ejercicio. Ahora vamos a ver cómo podemos aplicar la teoría a la práctica. Te voy a proponer 3 ejercicios funcionales básicos y para cada uno voy a presentar variaciones con diferentes intensidades.

Squat o «sentadillas»

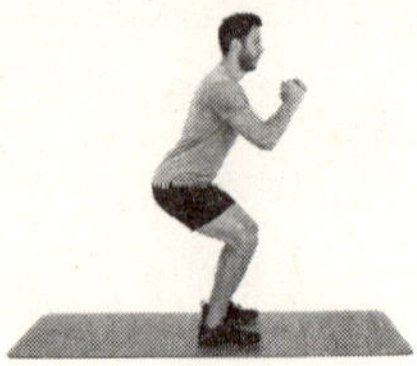

1. Sin pesa

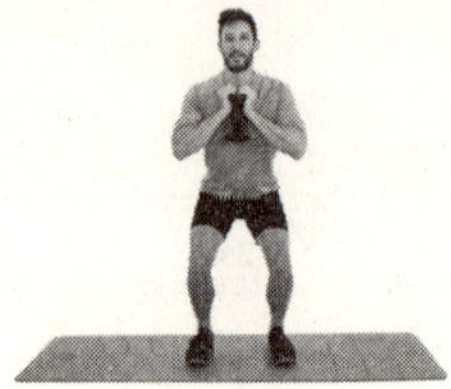

2. Con pesa

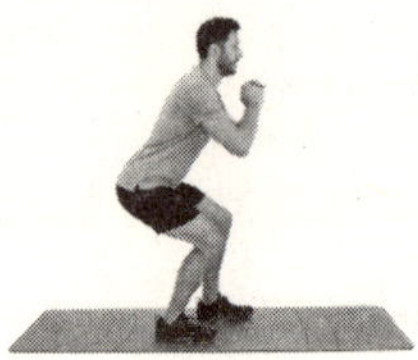

3. Asimétrico

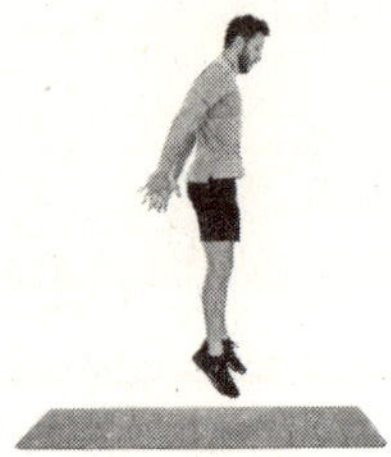

4. Squat jump

Deadlift o «peso muerto»

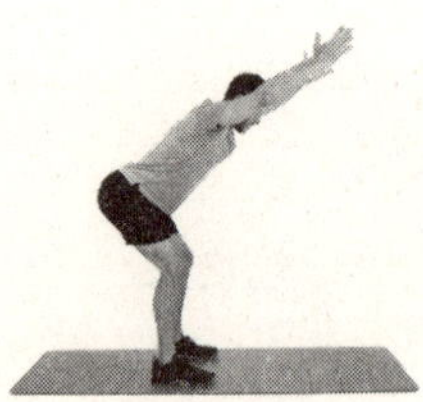

1. Sin pesa

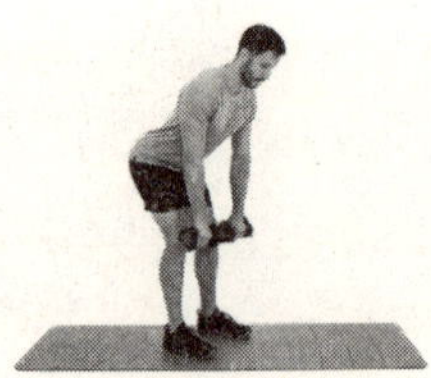

2. Con pesa

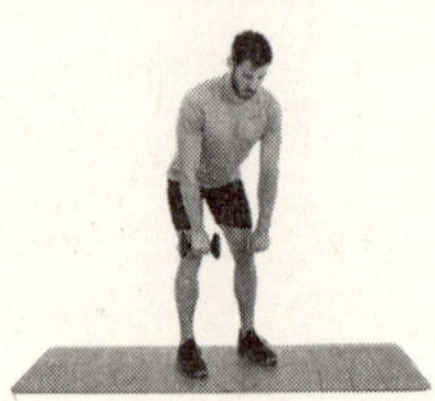

3. Asimétrico

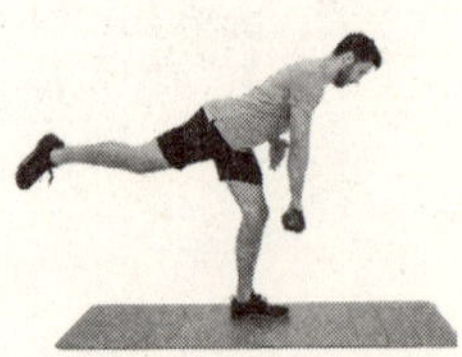

4. Con una pierna

Push-up o flexiones de brazos

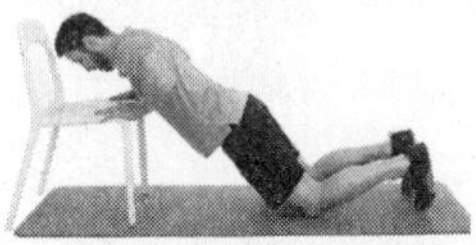

1. Sobre una silla de rodillas

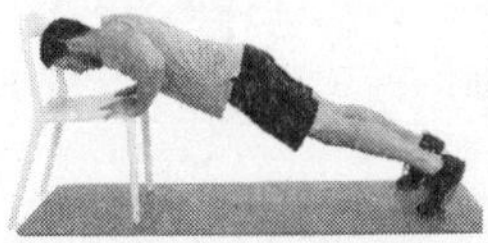

2. Sobre una silla piernas extendidas

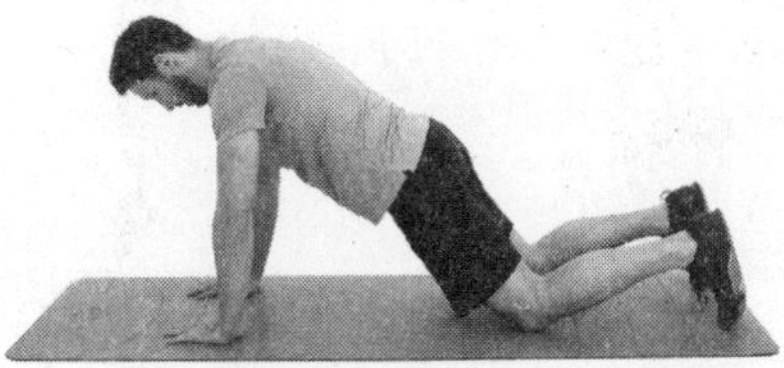

3. De rodillas

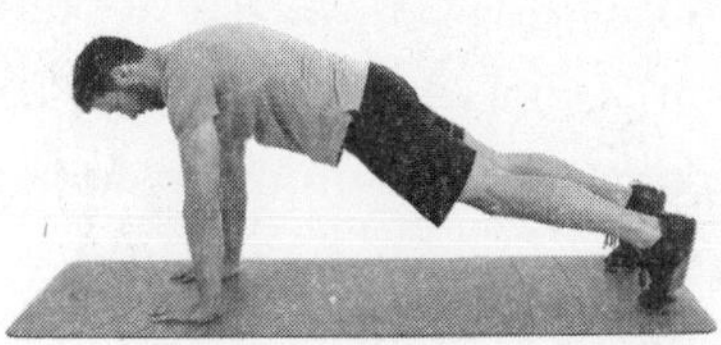

4. Piernas extendidas

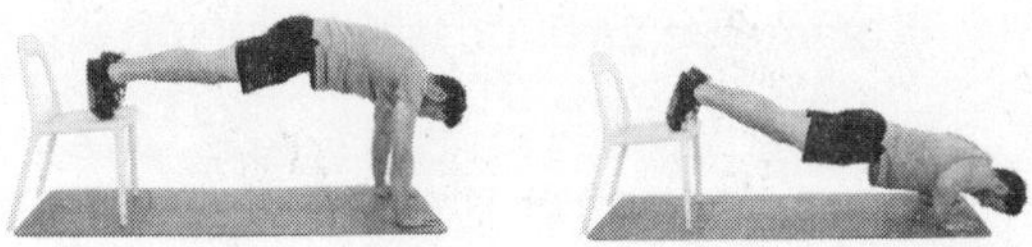

5. Piernas elevadas

¿QUÉ ES MÁS IMPORTANTE, LA TÉCNICA O EL RENDIMIENTO?

Es una pregunta que está en el centro del debate en el mundo del fitness y de la rehabilitación. La respuesta no es sencilla, ya que depende de tus capacidades y dc la carga del ejercicio. No te puedo pedir una técnica perfecta la primera vez que levantas una barra en el CrossFit o la primera vez que golpeas una pelota de tenis. La técnica se aprende y se mejora con las repeticiones. Sin embargo, no te voy a pedir levantar 100 kilos para tu primer intento (o golpear un proyectil a más de 200 kilómetros por hora, como los que lanza Rafael Nadal). Recuerda:

- Cuanto más fácil sea el esfuerzo, menos importa la técnica.
- Cuanto más difícil sea el esfuerzo, más importa la técnica.

Cuando observamos las competiciones de levantamiento de pesas, observamos que la técnica de los atletas se deteriora mucho con las cargas más pesadas. Es muy complicado mantener una técnica perfecta cuando el esfuerzo se vuelve más difícil. En este caso el cuerpo se compensa para encontrar la posición más eficiente. Lamentablemente, la posición más eficiente no siempre es la más segura. El riesgo de lesión aumenta con la intensidad del esfuerzo. Sin embargo, los profesionales eligen el rendimiento en favor de la prevención para alcanzar su objetivo y ganar la medalla de oro.

Por el contrario, cuando el esfuerzo es mucho más fácil, la técnica no importa tanto:

- Hacer 20 sentadillas al peso del cuerpo con la espalda baja encorvada no es «peligroso».
- Hacer 100 sentadillas al peso del cuerpo con la espalda baja encorvada es un poco más «peligroso».
- Hacer 100 sentadillas con una pesa de 20 kg con la espalda encorvada es mucho más «peligroso».

!

Ahora bien, esto depende asimismo de tus capacidades. Veamos dos situaciones distintas:

- Situación 1: nunca entrenaste en tu vida y hoy decides hacer 100 sentadillas al peso del cuerpo.
- Situación 2: haces sentadillas con pesa de 20 kilos desde hace diez años y hoy haces 100 sentadillas con 20 kilos.

Hay más riesgo de lesión en la situación 1 porque tu cuerpo no está preparado para este nuevo esfuerzo. En la segunda situación tu cuerpo ya está adaptado a este ejercicio, tus caderas están acostumbradas al movimiento de sentadilla y tus músculos suelen soportar esta misma carga desde hace diez años.

En fin, si quieres disminuir el riesgo de lesionarte, es más importante adaptar la intensidad del esfuerzo a tu cuerpo que enfocarte en tu técnica. Pero debe quedar claro: no estoy diciendo que la técnica no importa, solo digo que adaptar la intensidad de un ejercicio es más importante para prevenir las lesiones.

Ocurre lo mismo cuando te inclinas hacia delante para recoger una hoja de papel en el suelo. No es un esfuerzo intenso y tu espalda tiene la capacidad de realizarlo incluso encorvada, sin riesgo de lesionarse. Pero es diferente si, en vez de recoger una hoja de papel, intentas levantar 30 kilos. Vas a adoptar una mejor posición que te permita ser más eficiente, usando la fuerza de las piernas, por ejemplo.

Mejorar tu técnica es solo una estrategia para adaptarte a un esfuerzo intenso y te permite ser más eficiente, es decir, te permite desarrollar un máximo de fuerza usando la menor energía posible. La mejor estrategia depende de la intensidad del esfuerzo, de tus capacidades y de tu objetivo.

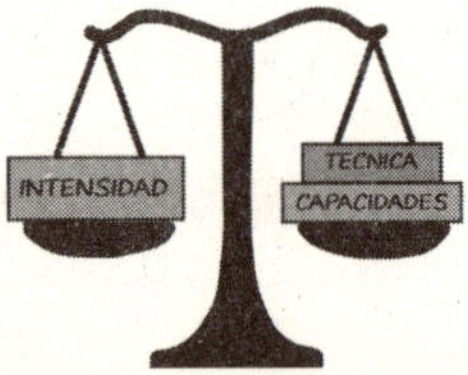

LO MÁS DIFÍCIL ES LA VELOCIDAD

Los que siguen mis entrenamientos en mi plataforma online del Método Funcional saben lo importante que es controlar el movimiento. Si no puedes realizar un movimiento lentamente, créeme, no estás listo para hacerlo rápido, y este es un error demasiado frecuente en los gimnasios. Para que sea más divertido y para darte la sensación de que trabajas mucho, te ponen ritmos rápidos y te piden hacer un máximo de repeticiones en un mínimo de tiempo. El problema es que poca gente es lo suficientemente fuerte para hacerlo sin lesionarse y, al final, los movimientos básicos se vuelven peligrosos porque no tienen ningún control.

Un excelente ejemplo es el ejercicio de abdominales *leg drop*. Mucha gente sufre de la espalda después de realizar este ejercicio; de hecho, los entrenadores dicen que es un ejercicio peligroso para las lumbares. En mi opinión, son los entrenadores los que son peligrosos, no el ejercicio. Es trabajo del *coach* asegurarse de que realizas un ejercicio con la intensidad más apropiada para ti. Este ejercicio es intenso porque las piernas pesan bastante, y frenar la bajada con los abdominales es muy difícil. Pero si lo haces lentamente, puedes sentir cuándo llega tu límite. Cuando se vuelve más difícil resistir al peso de las piernas, se arquea la espalda baja para compensar: este es tu límite. Deberías parar el movimiento justo antes. Pero si decides hacerlo rápido, los músculos no tienen la suficiente fuerza para frenar el movimiento, se arquea tu espalda y son los ligamentos y los discos intervertebrales los que lo frenan. Si repites el movimiento sin control, estas estructuras se pueden inflamar y/o lesionar.

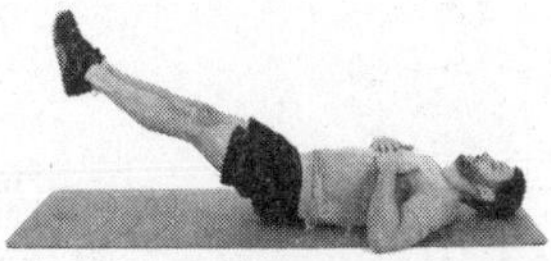

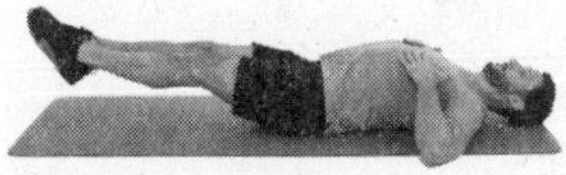

«Si no controlas el movimiento, el movimiento te controla».

Todo lo dicho hasta aquí no significa que nunca deberías hacer ejercicios con velocidad. Pero es importante asegurarte de que tu cuerpo lo puede soportar. Cuando hago ejercicios lo más rápido posible, elijo ejercicios sencillos que domino (como los *squats*, los *push-ups*, correr, saltar…), pero siempre me aseguro de controlar el movimiento. Si siento que mi técnica se está deteriorando, puedo ir más lento o cambiar por una variación más fácil. Es importante entender que, a veces, hacer menos permite hacer más y mejor. Por ejemplo:

- Primera situación: hago un máximo de repeticiones de *push-ups* (flexiones de brazo) sin parar. Voy a hacer 30 con una buena técnica y otras 10 con una mala técnica porque no aguanto más.
- Segunda situación: hago tres series de 15 repeticiones sin problema y en la cuarta serie solo hago 10 porque siento que mi técnica se deteriora. Al final, hice 55 repeticiones perfectas.

Primero, hice más repeticiones en la segunda situación. Segundo, tengo mucho menos riesgo de lesionarme durante esta sesión.

A veces, hacer menos permite hacer más.

CONSTRUIR FUERZA PROGRESIVAMENTE

El proceso de la rehabilitación es como el del entrenamiento: es un camino largo que requiere paciencia. La progresión no es una línea recta, es una sucesión de progreso, estancamiento y también regresión. Acéptalo y escucha tu cuerpo para ofrecerle el descanso necesario para tu cambio.

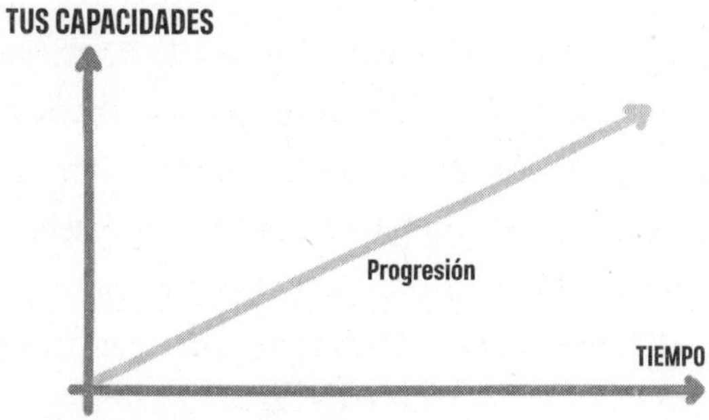

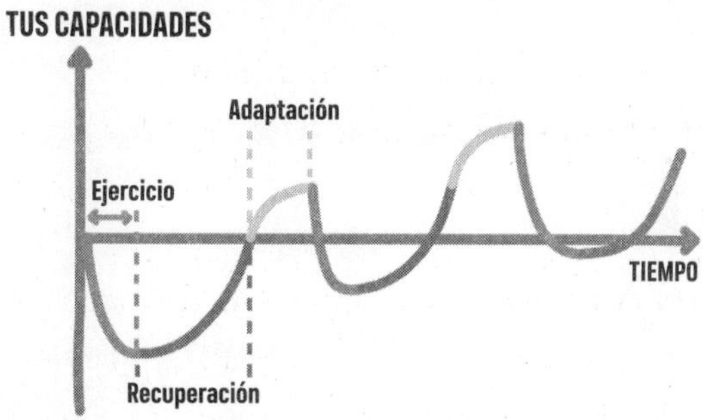

Cuando entrenas demasiado o tienes una vida que no te permite descansar, aumentas el riesgo de lesionarte. Es mejor reducir la carga de tus entrenamientos (pesas, repeticiones, variaciones de ejercicio...) y aumentar los tiempos de descanso.

Vamos a ver algunos ejemplos clásicos:

- Sara quiere perder peso: está dispuesta a dañar su salud a largo plazo para tener resultados a corto plazo. Típicamente, cuando llega el verano, reduce sus comidas, empieza a hacer mucho deporte sin plan de entrenamiento mientras tiene deficiencias alimentarias. Acumula cansancio y estrés. Este estado no se puede mantener durante mucho tiempo, y se produce el efecto yoyó, por lo que podemos decir adiós a los resultados duraderos.

▪ Jorge tiene veintiocho años, entrena CrossFit, al cien por cien, cinco veces por semana sin tener en cuenta su alimentación ni su sueño y trabaja 40 horas a la semana sentado frente a su ordenador. Tiene un perfil de sobreentrenamiento con altibajos, alternando entre nada (durante el trabajo) y mucho (durante su hora de CrossFit). Su cuerpo necesita más equilibrio: debería disminuir un poco la intensidad de sus entrenamientos y cuidarse más el resto del tiempo.

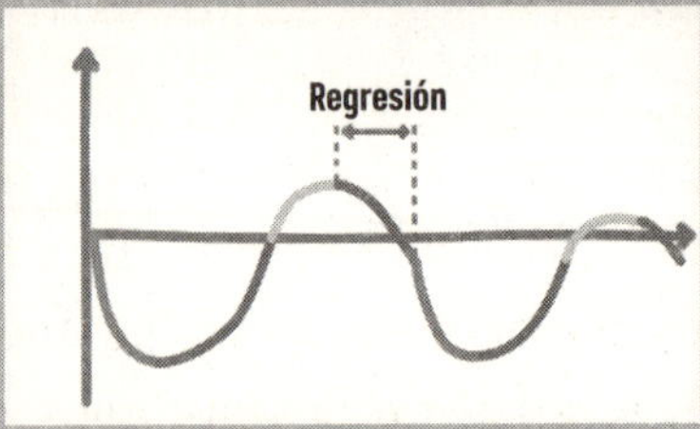

No puedes entrenar todos los días al cien por cien, ya que tu cuerpo necesita tiempo para recuperarse. Por eso los programas de entrenamiento funcionan con ciclos que alternan semanas intensas y semanas menos intensas (o alternan los objetivos de trabajo: un día de piernas, un día de hombros, un día de espalda…). Esta forma de entrenar tiene dos beneficios importantes:

• Sobre tu estado de ánimo: cuando los entrenamientos se vuelven más difíciles, es bueno saber que pronto tus esfuerzos serán recompensados por un ritmo más tranquilo.

• Sobre tu estado físico: es más fácil y más seguro avanzar paso a paso y consolidar los progresos realizados que el hecho de estar siempre en la zona roja, empujando sus límites.

Hacer más no siempre equivale a hacer mejor.

DEFINIR TUS OBJETIVOS

Antes de empezar cualquier deporte o actividad física necesitas primero definir tus objetivos. Parece obvio, pero, créeme, si muchos no logran cumplir sus metas es porque no tienen una idea clara de lo que quieren. Si haces deporte porque hay que hacer deporte, estás condenado al fracaso. No es una buena razón y es muy probable que después de dos o tres semanas lo abandones.

Hacemos deporte por diferentes motivos: perder peso, sentirnos más fuertes, prevenir las patologías cardiovasculares, sentirnos bien en nuestro cuerpo, esculpir nuestro cuerpo, recuperarnos de dolores, prevenir los trastornos relacionados con la diabetes... el deporte permite todo eso y mucho más. En función de tus objetivos, tu manera de entrenar va a ser diferente.

Si tu objetivo es perder peso, no te puedes comparar con la mujer que está trabajando todos los días en el gimnasio para tener unos glúteos grandes y bonitos. Tu programa y tu alimentación no son comparables. Enfócate en tu objetivo, así obtendrás los mejores resultados.

Ahora te voy a proponer consejos en función de tus objetivos. Debe quedar claro que cada deporte tiene ventajas e inconvenientes, así que repito: lo más importante es encontrar un deporte que te guste.

PARA PERDER PESO

¿Qué deporte?

Recomiendo el *fitness*: cardio (50 %) + fuerza (50 %).

¿Cuántas veces a la semana?

De tres a cinco veces.

Alimentación

Debe ser equilibrada y variada. Al principio, puedes aumentar un poco la cantidad de proteínas (para crear más músculo). Y, poco a poco, irás disminuyendo la cantidad de comida, con la condición de que no altere tu forma física.

¿Por qué hay que trabajar la fuerza?

En el gimnasio, las bicicletas y las cintas de correr siempre están ocupadas por los que quieren perder peso. Sin embargo, las personas que tienen el cuerpo más «fit» son siempre las que levantan pesas. Hacer cardio para perder peso es como hacer una boloñesa solamente con tomates. Claro que los tomates están en la receta, pero vas a necesitar mucho más que eso. Construir más fibras musculares es un ingrediente muy importante para lograr quemar más grasa.

Correr durante una hora te va a hacer sudar bastante y eliminar calorías, seguro. Pero desarrollar más masa muscular te permitirá quemar calorías hasta cuando no estás entrenando. Es increíble, ¿no? Para funcionar, tu músculo gasta energía (quema calorías), aun durante el reposo. O sea, cuando no haces nada, quemas calorías. Y cuantos más músculos tengas, más calorías estás gastando. Tu metabolismo cambia (más músculo

= más demanda energética en reposo) y, si tu alimentación sigue igual, puedes llegar al déficit calórico (lo que es igual a quemar más calorías de lo que ingieres).

Metabolismo = Lo que comes / las calorías que quemas durante el deporte + en reposo.

Variación con más deporte, con más masa muscular (trabajando fuerza).

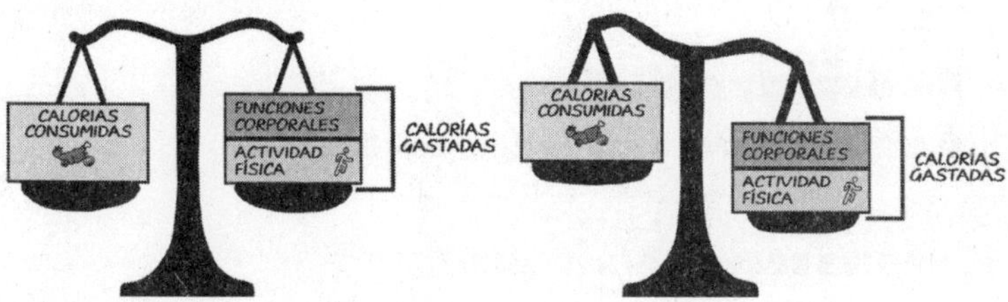

¿Eres una mujer y temes parecerte a Schwarzenegger?

No te preocupes, para tener tantos músculos como los *bodybuilders* necesitarías hacer un trabajo diario. Los culturistas pasan varias horas al día en el gimnasio y piensan en su alimentación las 24 horas. Aunque levantaras pesas durante 30 minutos, tres veces a la semana, lo único que lograrías sería esculpir tu cuerpo, quemar grasa y parecer más *fit*. Y si no te gusta, solo hace falta disminuir un poco la intensidad de tus entrenamientos.

Cuidado con el peso que aparece en la balanza: no es representativo de los cambios de grasa corporal. Durante el primer mes es muy probable que observes un aumento de peso.

Es normal. La masa muscular pesa más que la grasa. Aunque estés perdiendo grasa, el aumento de masa muscular se refleja en el número de la balanza. Sigue así, ya estás generando los buenos resultados y pronto vas a cumplir tu objetivo.

> Estos son consejos generales y siempre te recomiendo consultar a un nutricionista dietético.

PARA GANAR MASA MUSCULAR

¿Qué deporte es útil?

Recomiendo el *fitness*: cardio (30 %) + fuerza (40 %).

¿Cuántas veces a la semana?

De cuatro a cinco veces.

Alimentación

Comer más de todo (aumentar el número de comidas al día, por ejemplo) y aumentar un poco el porcentaje de proteínas. Tienes que aumentar la cantidad de calorías porque entrenas más (quemas más energía).

El aumento de masa muscular puede acompañarse de un aumento de grasa, es normal. Trata de mantener una buena calidad de alimentación (grasas sanas como las nueces, los aguacates, el salmón, los aceites vegetales...).

> Son consejos generales y siempre te recomiendo consultar a un nutricionista dietético.

¿Por qué tengo que practicar cardio si solo me interesa tener más músculo?

Para ganar masa muscular hay que entrenar más; sin embargo, los músculos tienen límites ante el esfuerzo. Estos límites fisiológicos dependen de la actividad cardiovascular y, después de cierto esfuerzo, el cuerpo no logra alimentar correctamente los músculos. Por ello, mejorar tu sistema cardiorrespiratorio con entrenamientos cardio te permite generar más esfuerzos y más crecimiento muscular.

PARA SENTIRTE BIEN

¿Qué deporte puedes hacer?

Recomiendo el yoga, pilates, clases de movilidad, meditación, estiramientos, natación...

¿Cuántas veces a la semana?

Tantas veces como quieras. Cuidado porque, si es una práctica intensa, te recomiendo que hagas algunos días de descanso después de una sesión. Lo bueno de la gran mayoría de estas prácticas es que no necesitas mucho tiempo para sentirte bien. Por ejemplo, puedes meditar o hacer una rutina de movilidad en solamente cinco minutos, lo cual es suficiente para generar beneficios. Ya vimos en los capítulos precedentes varios ejercicios y prácticas para ayudarte a sentirte mejor.

PARA DIVERTIRTE

¿Qué deporte?

Todos los deportes colectivos o los deportes al aire libre (no importa tu nivel).

¿Cuántas veces a la semana?

Recomiendo un mínimo de dos veces a la semana. Aunque no busques mejorar tu rendimiento, es importante acostumbrar a tu cuerpo a los esfuerzos de tu deporte. Practicar una vez a la semana algún deporte (como fútbol con amigos o clases de zumba) te expone a más riesgos de lesionarte. Estas actividades son más intensas de lo que piensas y entrenar una vez a la semana no es suficiente para generar adaptaciones en tus tejidos. Por eso se lesionan muchos practicantes del «ocio deportivo».

Además, muchos se saltan el calentamiento para no perder tiempo, pero es importante entender su importancia: hay que considerarlo como una parte del entrenamiento. Un buen calentamiento permite estimular el sistema cardiovascular para llevar suficiente oxígeno al músculo. Si no hay suficiente oxígeno, el músculo no puede funcionar al cien por cien: no solamente es un problema para tu rendimiento, sino que también te expone a mucho más riesgo de lesión. Te recomiendo dedicar de 10 a 15 minutos de calentamiento para prevenir las lesiones mientras entrenas.

FORTALECER LOS MÚSCULOS PARA PROTEGER LAS ARTICULACIONES

Hace dos meses que María volvió a entrenar en el gimnasio y ya se siente de nuevo como a sus treinta años. Entrena tres veces a la semana, pero tiene mucha más energía que antes. Lamentablemente, caminando en el bosque se torció el tobillo hace tres semanas. No fue nada grave, las dos primeras semanas cojeaba un poco, pero ahora se siente mejor y puede caminar normalmente. No paró de entrenar, solo adaptó su programa para evitar forzar su pie como le aconsejó su fisioterapeuta.

Pasan las semanas y progresivamente María siente dolor, primero en la rodilla y después en la espalda baja. Le parece muy raro, ya que no cambió su rutina y, desde que se recuperó del tobillo, María se encontraba en plena forma. Al consultar a su médico, este no encuentra nada ni en la rodilla ni en la espalda. En el resultado de la resonancia magnética no aparece ningún cambio al comparar los resultados del año anterior, cuando le descubrieron su hernia. El médico le dice que es probablemente por culpa de la hernia y que debería parar de entrenar.

Parar de entrenar sería un error. El entreno es lo que permitió a María recuperarse de su dolor de espalda al principio. El problema es otro y se necesita tener una visión global del cuerpo.

Durante las dos semanas siguientes a su esguince, María modificó totalmente su manera de caminar para evitar el dolor (eso es muy normal). Lamentablemente, perdió un poco de fuerza (y de confianza) en el pie y eso se refleja en sus entrenamientos cuando corre, salta o hace sentadillas. Aunque no se dé cuenta, es toda su postura y sus patrones de movimiento los que cambiaron. Resulta que la cadera y la espalda compensan cuando María le pide a su cuerpo más intensidad. Lo que no hace el tobillo, lo hacen las otras articulaciones. De hecho, el problema de María no viene de su espalda, viene de su tobillo, que no se recuperó de manera satisfactoria. Necesitaría volver a confiar en su tobillo y su pie con una buena rehabilitación.

Para entender cómo funcionan las compensaciones es preciso recurrir de nuevo a la anatomía. Podemos separar las principales articulaciones del cuerpo en dos grupos:

- Las articulaciones que son muy móviles.
- Las articulaciones que son muy estables.

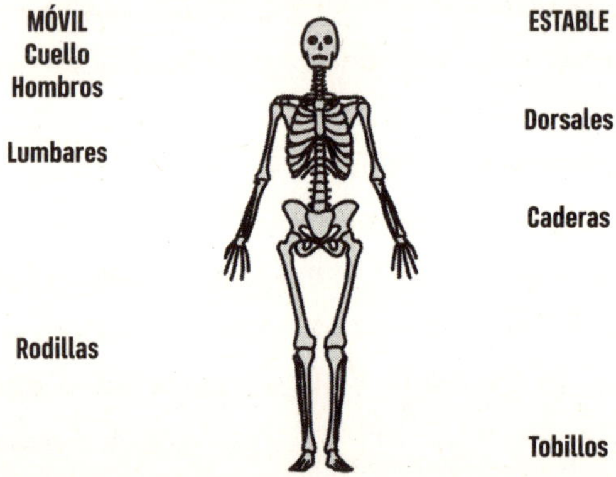

Por ejemplo, la forma de la articulación de la cadera (iliofemoral) le da mucha estabilidad. Es casi imposible que salga de su lugar. Por otro lado, la articulación glenohumeral del hombro tiene una forma que le permite un rango de movimiento importante a cambio de una estructura inestable.

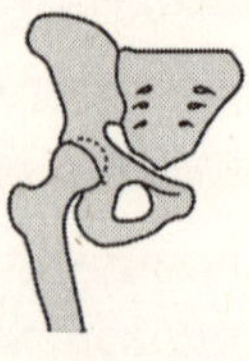

Articulación iliofemoral (cadera)

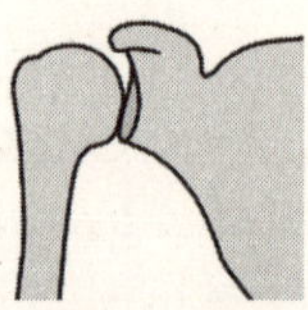

Articulación glenohumeral (hombro)

Las rodillas, la espalda baja, el cuello y los hombros son las partes del cuerpo con las que más sufrimos. Por ello, instintivamente evitamos recurrir a ellas para protegerlas. Pero esto es un error. Al ser muy móviles, estas articulaciones son las primeras en compensar cuando hay un desequilibrio en el cuerpo:

- Las articulaciones que son estables suelen perder movilidad.
- Las articulaciones móviles suelen ser inestables.

Las zonas móviles del cuerpo van a compensar la falta de movilidad de las articulaciones estables. Si no tienes mucha movilidad en las caderas, cuando quieras inclinarte hacia delante vas a requerir mucha flexión en la zona lumbar, es decir, lo que no puedes hacer con las caderas, lo vas a compensar con las articulaciones más móviles: las vértebras lumbares. Es este exceso de movilidad lo que genera inflamación en los ligamentos y en los tendones, e incluso puede generar hernias discales.

Para evitar las compensaciones y corregir nuestros desequilibrios, tenemos que enfocarnos en dos objetivos:

- Mejorar la movilidad donde nos falta movilidad (generalmente en las articulaciones dorsales, las caderas y los tobillos).
- Fortalecer las zonas inestables, como el cuello, los hombros, las vértebras lumbares, las rodillas, los pies y las manos.

En el último capítulo te expliqué cómo puedes mejorar la movilidad de tu cuerpo, y en el próximo vamos a ver cómo fortalecerlo.

11
UN PROGRAMA EN 4 SEMANAS

UN PROGRAMA EN 4 SEMANAS

Es la hora de optimizar tu cuerpo y explorar todo su potencial. Sé que lo más difícil en el deporte es empezar, y por ello he preparado un programa de entrenamiento en 4 semanas. Te propongo realizar tres sesiones a la semana y te aconsejo descansar uno o dos días entre cada entrenamiento. Puedes repetir los entrenamientos varias veces si quieres entrenar más. No pasa nada si te pierdes una sesión o una semana. Hacer más que lo que hacías hasta ahora ya es mucho. Escucha a tu cuerpo, aprende a conocer tus límites y, sobre todo, ¡disfrútalo! Cada entrenamiento está accesible en vídeo: escanea el código QR que corresponda y podrás seguir las instrucciones. Además, los entrenamientos que he grabado en vídeo son mucho más completos.

UN PROGRAMA PARA TODOS

Si llevas una vida sedentaria o no estás en forma, necesitas empezar desde cero y construir progresivamente un cuerpo fuerte. Este programa fue diseñado especialmente para ello. Sin embargo, cualquiera que sea tu nivel, si realizas este plan al cien por cien, empezarás a ver resultados en tu cuerpo en tan solo 4 semanas. Una vez terminado este programa, ya no podrás considerarte un principiante. Estarás listo para descubrir otros programas míos en la plataforma online del Método Funcional. Aunque lo ideal es que sigas totalmente el programa, si quieres reemplazar una de las sesiones por una clase de fitness, una sesión de natación, una actividad cardiovascular o una actividad deportiva con amigos, también repercutirá positivamente en tu estado físico.

CALENTAMIENTO

Piensa en hacer un buen calentamiento antes de cada entrenamiento. No dudes en agregar movimientos de movilidad que te irán bien durante los calentamientos. El propósito es calentar las articulaciones y estimular el sistema cardiovascular con el fin de que tus músculos estén listos para trabajar.

- El calentamiento #1 es para el primer entrenamiento de cada semana.
- El calentamiento #2 es para el segundo entrenamiento de cada semana.

CALENTAMIENTO #1

x10 Flexiones y extensiones de columna

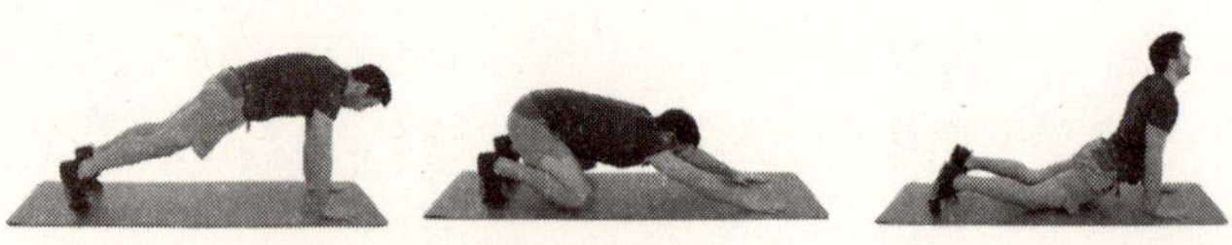

En posición de plancha, manos debajo de los hombros.

Acerca la pelvis a tus talones estirando los brazos y la espalda durante la exhalación.

Extiende la columna en posición de cobra, empujando los hombros hacia atrás y abajo.

x20 *Bird dog* (10 en cada lado)

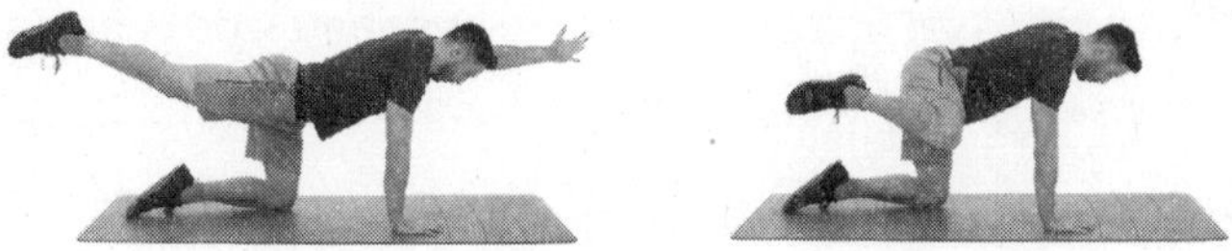

Extiende un brazo hacia delante y la pierna opuesta hacia atrás. Después eleva la rodilla y el codo sobre el lado.

x30 *Jumping Jack*

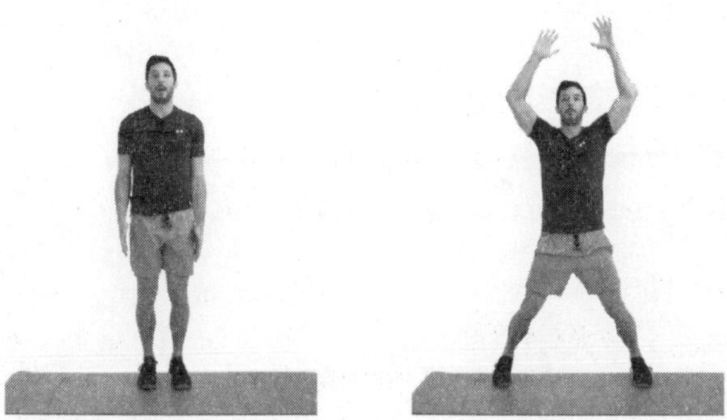

Salta separando las piernas y estirando los brazos sobre la cabeza.

Pon las piernas juntas y los brazos a ambos lados.

Puedes repetir estos 3 ejercicios varias veces: el calentamiento debería durar de 5 a 15 minutos a un ritmo tranquilo.

CALENTAMIENTO #2

x10 *Squat*

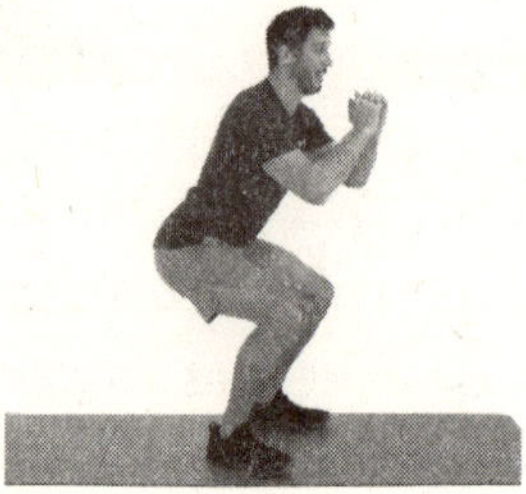

Ya vimos este ejercicio en el capítulo «Cómo fortalecer la espalda».

10 Abducciones de cadera (a cada lado)

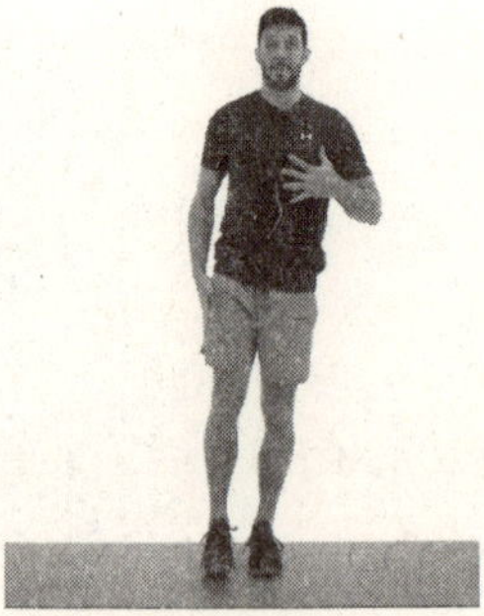

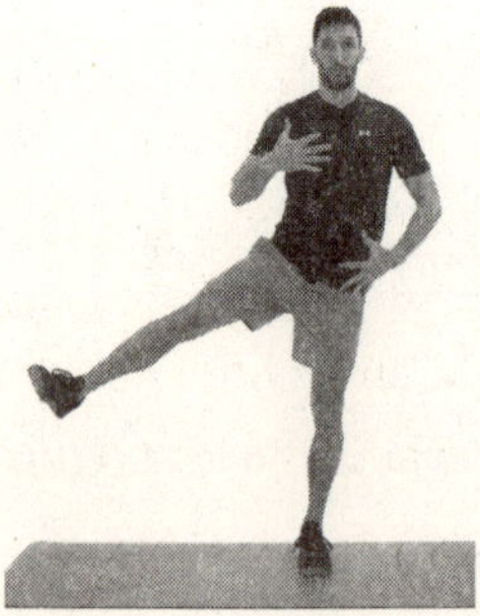

En equilibrio sobre una pierna, aleja la otra pierna lo más posible hacia fuera (sin forzar).

10 segundos de Hollow o «banana»

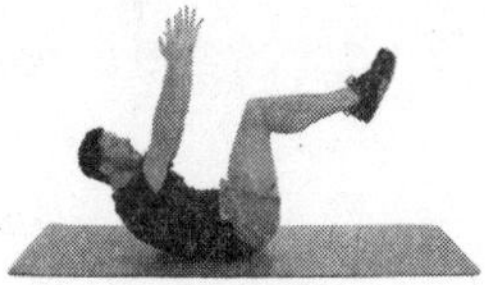

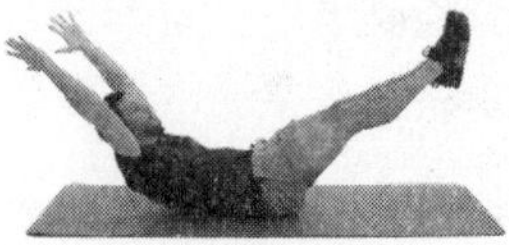

Eleva los hombros del suelo y las piernas contrayendo los abdominales durante 10 segundos. Puedes aumentar la intensidad extendiendo las piernas y los brazos (2).

x20 reps del «nadador»

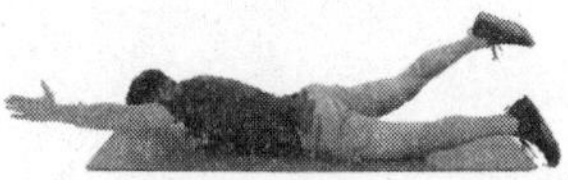

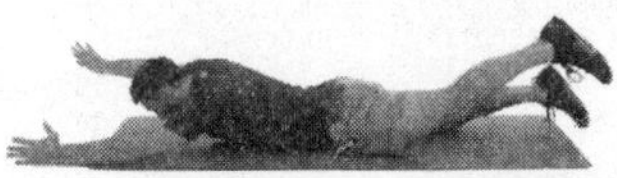

Eleva un brazo y la pierna opuesta hacia arriba y alterna cambiando de lado. Mira en dirección a la esterilla para no extender el cuello. Hazlo lentamente y con control.

> Cada entrenamiento tiene un código QR que te da acceso al calentamiento + el entrenamiento + la vuelta a la calma en tiempo real en vídeo. Todas las explicaciones para los ejercicios están en el vídeo.

SEMANA 1 - Sesión 1 -

Después del calentamiento vas a empezar con un pequeño «desafío».

Vas a realizar un AMRAP (*as many round as possible*).

Durante 5 minutos vas a realizar un máximo de series de estos 3 ejercicios.

AMRAP 5 min.

***Squats* x9** **Extensiones de espalda x6** ***Push-ups* x3**

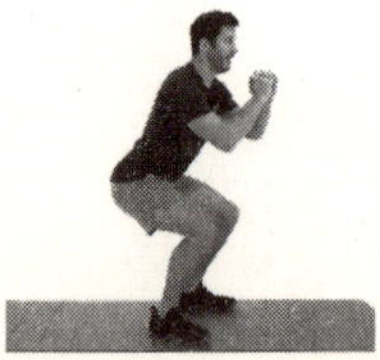

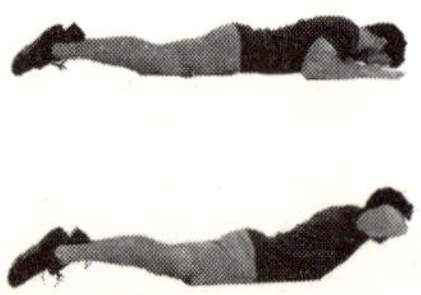

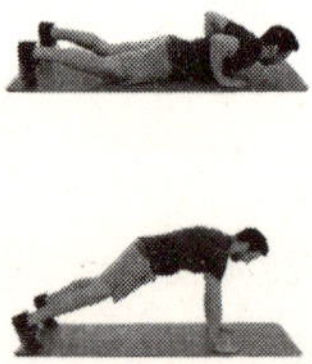

Escribe cuántas series has logrado hacer: ....

CIRCUITO 20/10 min.

Ahora vas a alternar 4 ejercicios en un circuito: 30 segundos de trabajo, seguidos de 10 segundos para descansar, antes de cambiar de ejercicio. *Haz de 2 a 4 series según tu nivel.*

Walk-out + Rotation

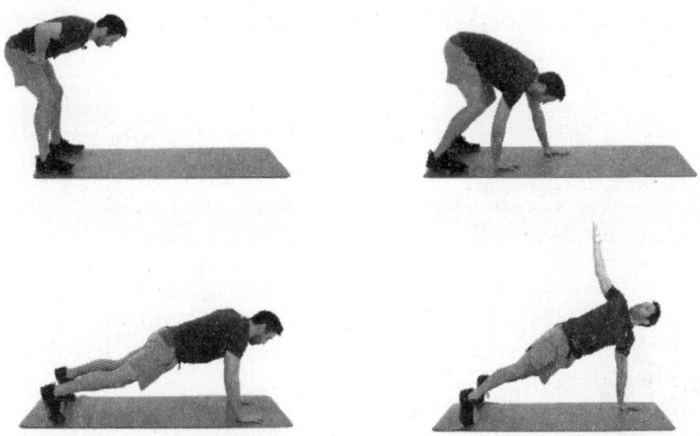

Inclínate hacia delante, camina hasta ponerte en posición de plancha y después gira hacia un lado y hacia el otro. Regresa a la posición inicial, de pie.

Estocadas

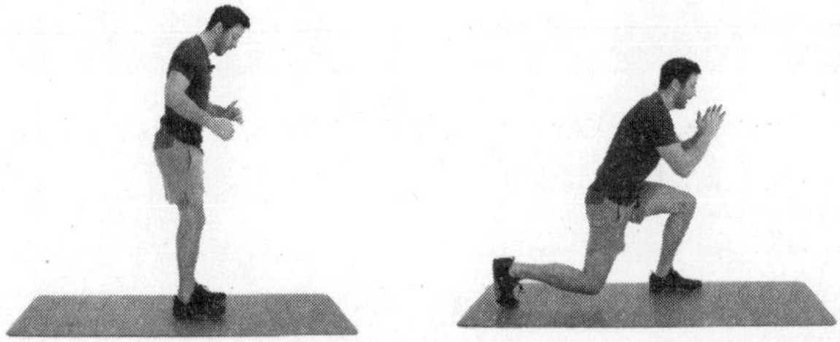

Haz una estocada hacia atrás. Inclínate un poco hacia delante para no sobrecargar tu espalda.

Mountain-Climbers

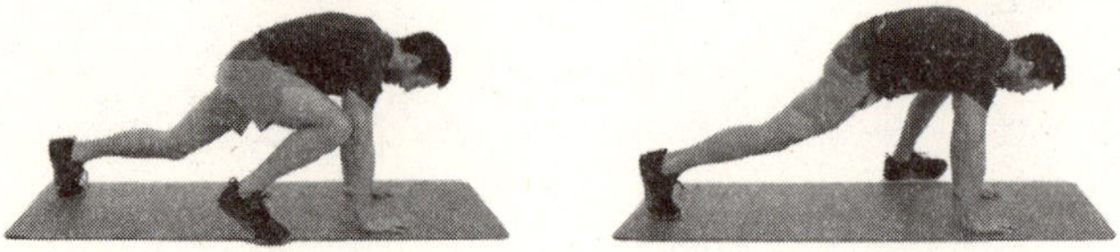

Desde una posición de plancha, adelanta un pie y después el otro. Para añadir más intensidad puedes alternar los pies saltando. Para una versión más fácil, vuelve a la posición de plancha entre cada paso.

Puente

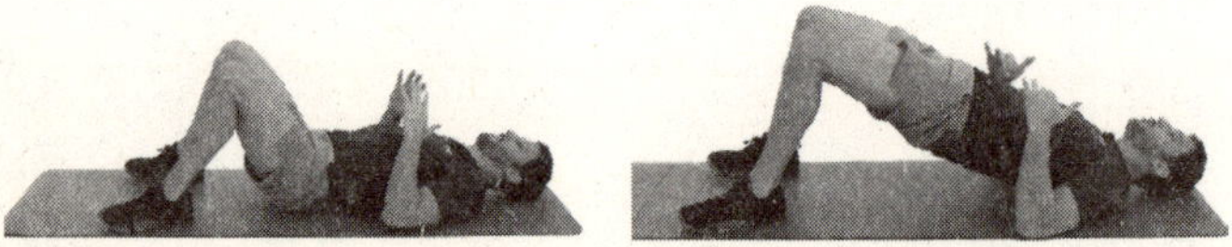

En posición boca arriba, dobla las piernas manteniendo los pies en el suelo. Contrae los abdominales y los glúteos y eleva tu pelvis hasta alinearla con tus rodillas y tus hombros. Vuelve lentamente hasta el suelo. Puedes agregar una pesa por encima de tu pelvis para añadir más intensidad.

Si lo necesitas, puedes descansar 30 segundos entre cada serie.

Escanea el código QR para seguir los entrenamientos en tiempo real: además de todas las explicaciones que doy en el vídeo, los entrenamientos son un poco más completos.

SEMANA 1 - Sesión 2 -

Empezamos esta sesión con 2 ejercicios: 2 series sin pausa.

10 a 20 segundos de *Hollow* o «banana»

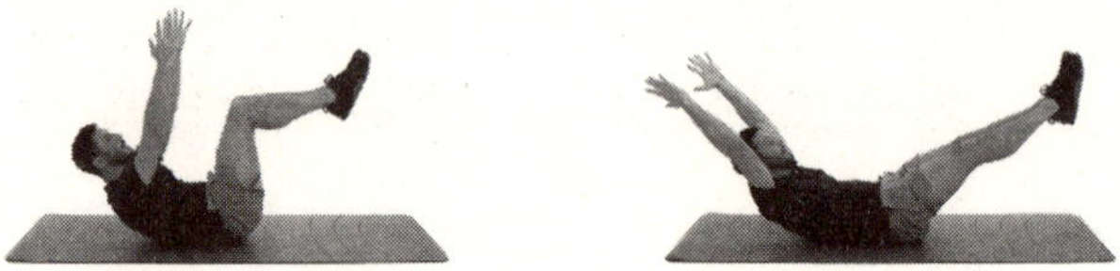

20 reps del «nadador»

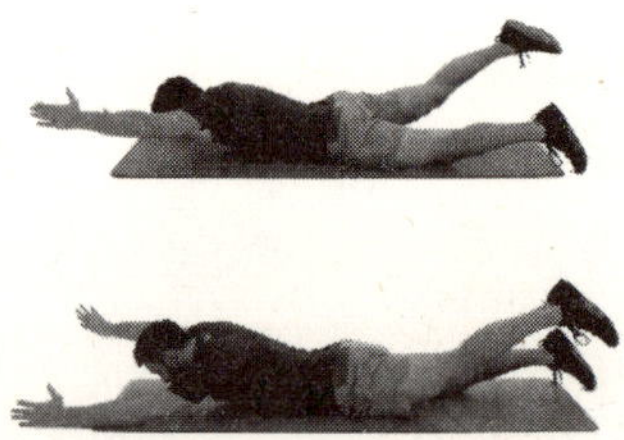

CIRCUITO 30 min.

En este circuito te propongo una serie de 3 ejercicios. Cada 30 segundos, cambia de ejercicio sin descansar. Para el segundo ejercicio, haz 30 segundos de un lado, y después 30 segundos del otro lado. Vas a realizar 3 o 4 series. Puedes descansar 30 segundos entre cada serie si lo necesitas.

Jumping Jacks

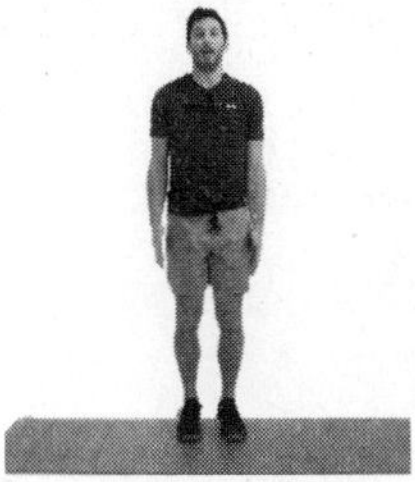

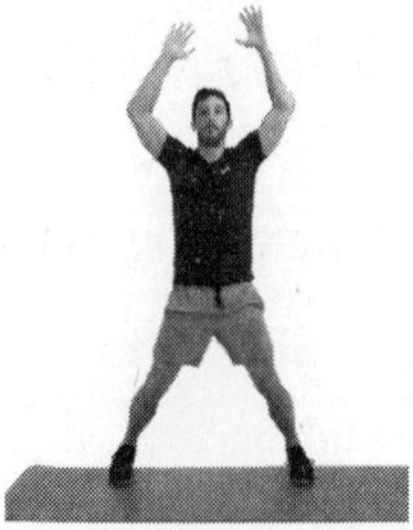

En el vídeo te propongo una variación sin saltos.

3 *way lunges* (3 variaciones de estocadas)

Estocada hacia fuera

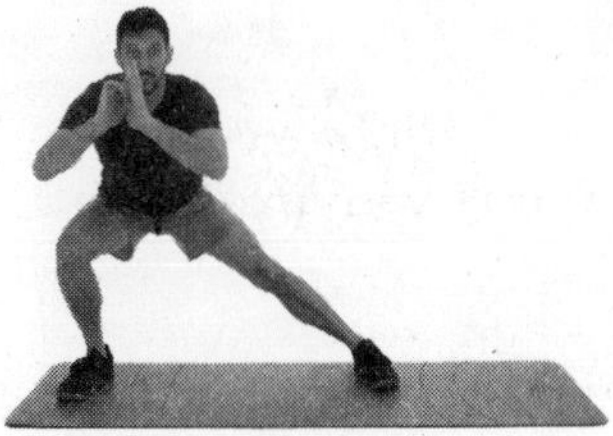

Estocada hacia atrás

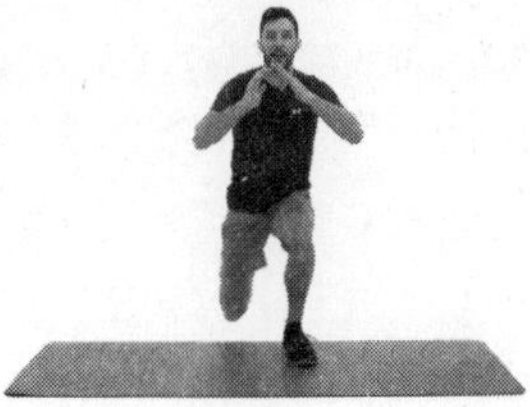

Estocada cruzada

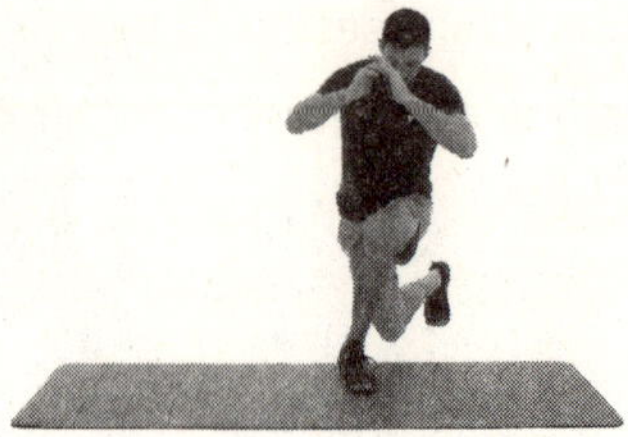

Alterna estas 3 estocadas durante 30 segundos del mismo lado y después cambia de pierna.

Elevaciones de brazos

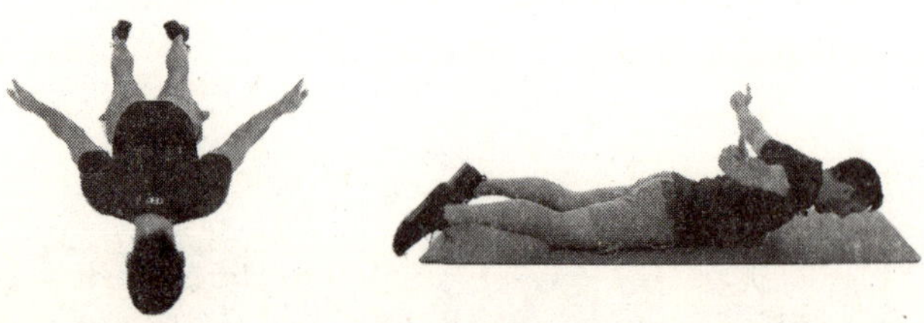

En posición boca abajo, abre tus brazos a 90° y eleva los brazos lo más alto posible. Repite el movimiento durante 30 segundos.

SEMANA 1 - Sesión 3 -

Esta tercera sesión es una sesión de movilidad. El propósito es movilizar y mejorar el rango de movimiento de tus articulaciones.

Tómate el tiempo necesario para cada ejercicio, no se trata de realizar un número de repeticiones específico sino, más bien, de repetir el movimiento hasta sentir que se relaja tu cuerpo.

MOVILIDAD

«World's Greatest Stretch» x5 reps (5 a cada lado)

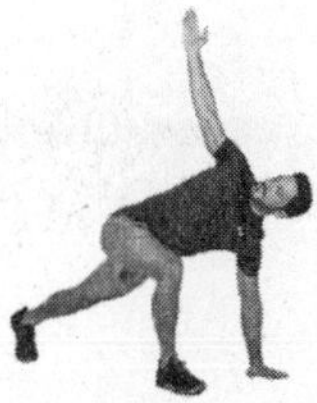

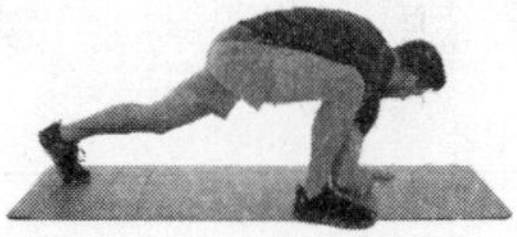

Desde una posición de plancha, da un paso hacia delante con una pierna. Después gira la columna el máximo posible extendiendo el brazo del lado de la rodilla adelantada hacia arriba.

Segundo paso: acerca el codo del mismo brazo lo más cerca posible del suelo.

«YTA» x10 reps

La «Y» La «T» La «A»

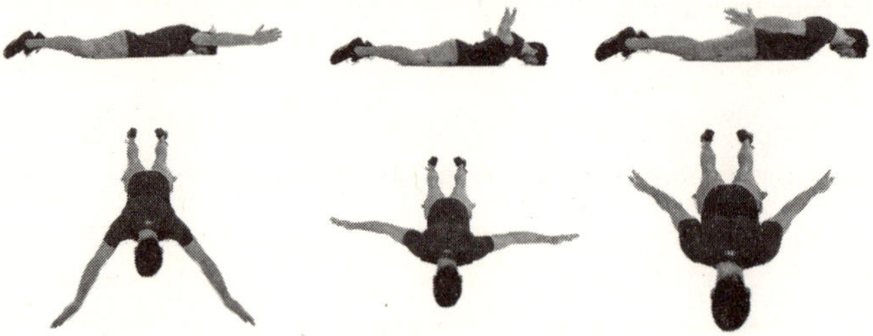

Puedes realizar 10 repeticiones de Y, después 10 de T y 10 de A o puedes hacer YTA en un solo movimiento sin bajar los brazos. Trata de mantener los pulgares orientados en dirección al techo durante todo el movimiento.

***Deep Squat* 15 a 30 segundos (repite 3 veces, descansa lo que necesites)**

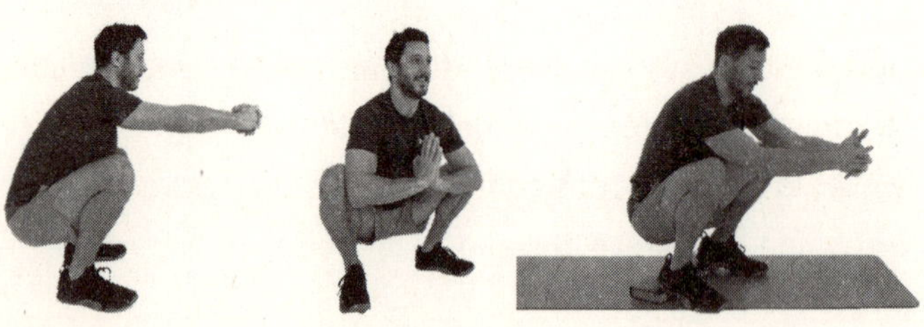

Extender los brazos hacia delante te ayudará a no caerte hacia atrás. Si aun así te cuesta mantener la posición, puedes elevar los talones con un bloque o un libro. Poco a poco irás ganando movilidad y, con el tiempo, la posición se volverá más fácil. Si no estás acostumbrado a esta postura, te recomiendo hacerlo durante menos de 10 segundos, ya que te puedes marear al levantarte.

«*Reverse table top*» x10 reps (a cada lado)

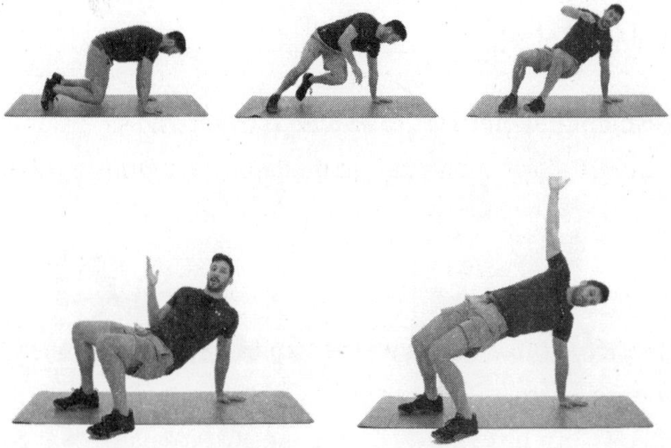

Durante todo el movimiento empuja fuerte contra el suelo con la mano de apoyo. Al final del movimiento intenta elevar la pelvis lo más alto posible.

SEMANA 2 - Sesión 1 -

En este entrenamiento vamos a realizar un circuito de ejercicios, con 30 segundos de trabajo para cada ejercicio antes de pasar al siguiente. No hay reposo entre los ejercicios hasta el final de la serie. Repite la serie 2 veces, con 30 segundos o 1 minuto entre las dos series.

CIRCUITO 30 mi.

Push-ups pliométricos (o _Push-ups_ clásicos)

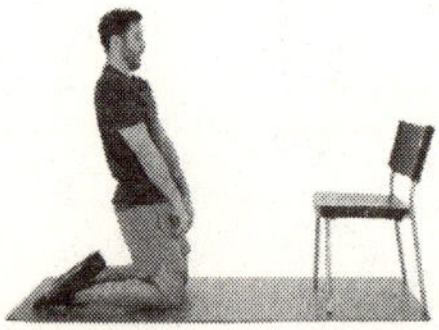

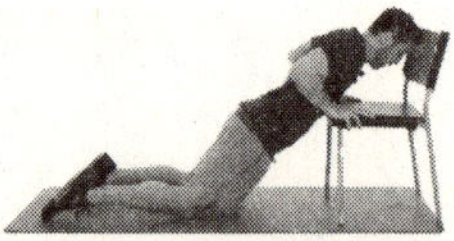

Puedes usar una silla o no. El propósito es dejarte caer con una flexión de brazos amortiguando el movimiento con tus brazos.

Puedes reemplazar este ejercicio por los *push-ups* clásicos.

Squat Pump (o *Squat* clásica)

Para hacer *Squat Pump*, baja con una sentadilla clásica y, antes de subir, haz pequeños movimientos arriba y abajo (1 a 3 movimientos), como si te dieras impulso para saltar. Estos movimientos deben ser de pocos centímetros. Vuelve a la posición inicial y repite el movimiento durante 30 segundos.

Puedes reemplazar este ejercicio con sentadillas clásicas.

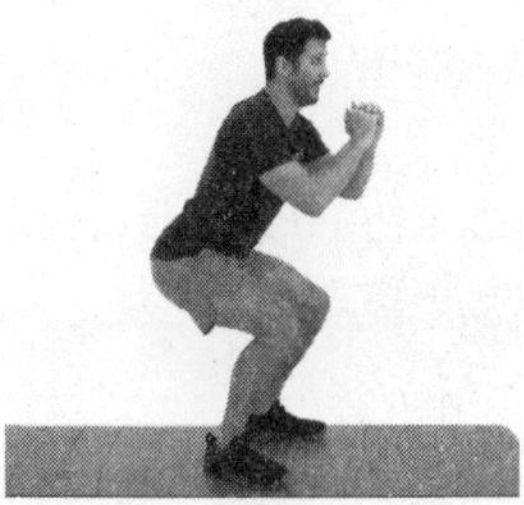

Elevaciones de brazos

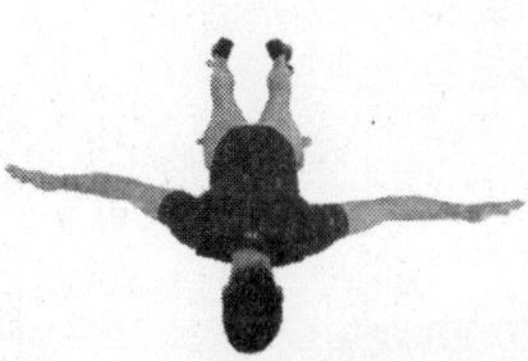

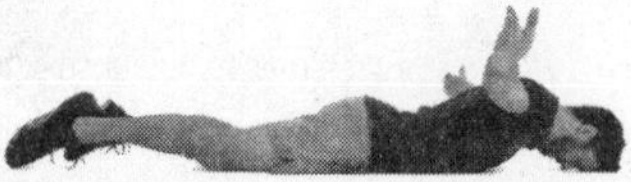

En posición boca abajo, abre los brazos a 90° y elévalos lo más alto posible. Repite el movimiento durante 30 segundos.

Squat Pump (o *Squat* clásica)

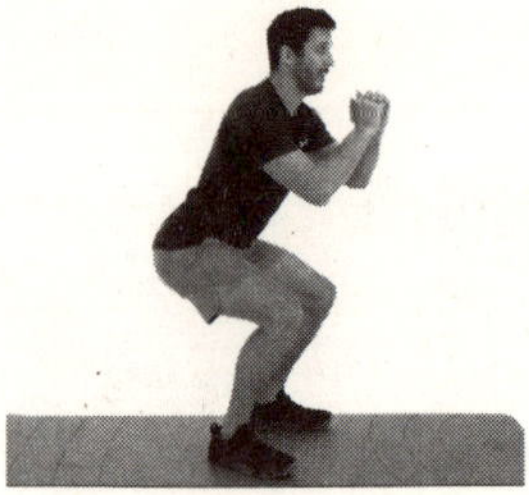

Extensiones de espalda

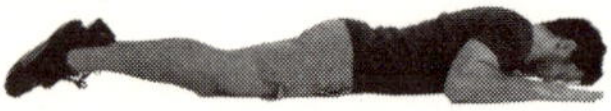

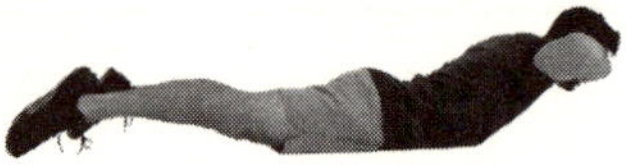

Squat Pump (o *Squat* clásica)

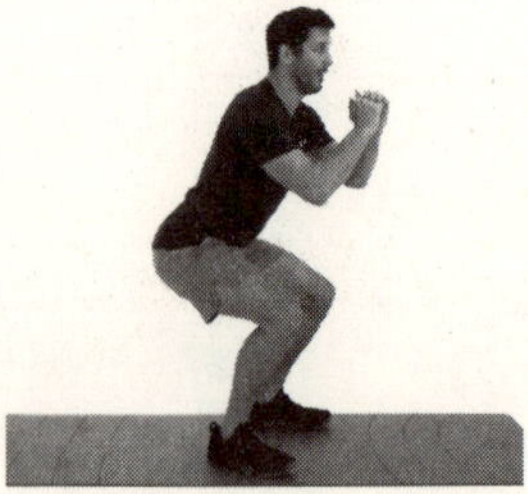

Shoulder Taps

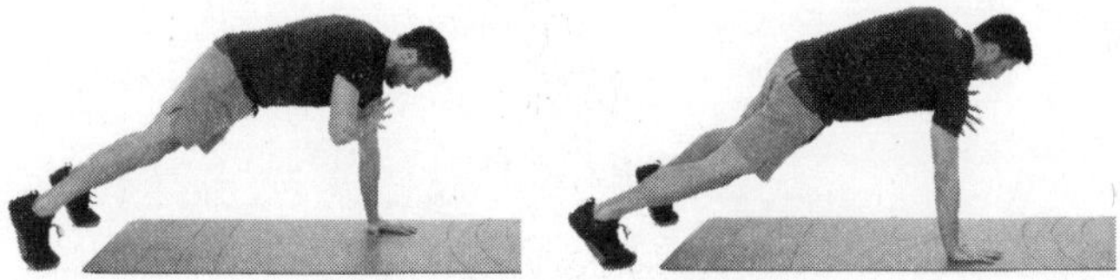

Desde la posición de plancha, empuja contra el suelo y sube una mano para tocar un hombro. Luego vuelve, alternando con los dos hombros.

Squat Pump **(o *Squat* clásica)**

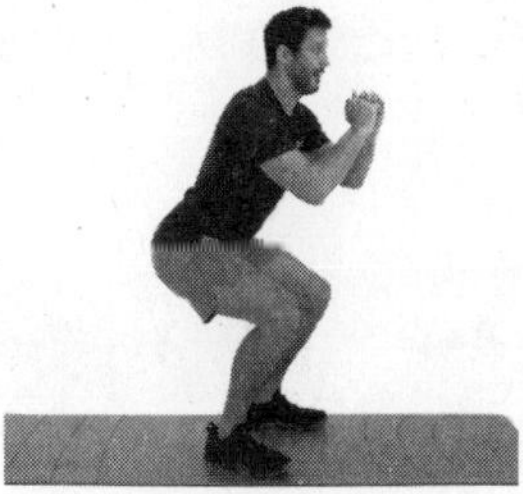

SEMANA 2 - Sesión 2 -

***Superman punches* 4 series**

x10 reps (a cada lado) / 30 segundos de descanso

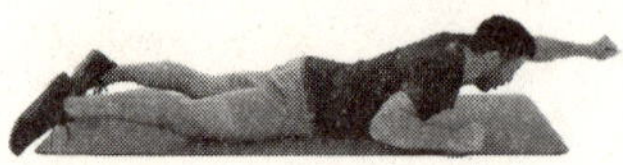

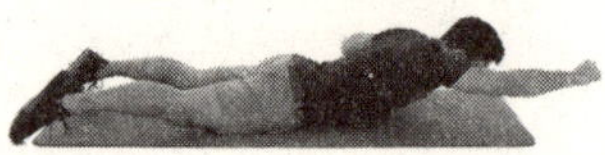

Eleva los hombros del suelo y extiende un brazo y el otro hacia delante alternando. Puedes mirar hacia delante o en dirección al suelo si te duele el cuello.

Puentes sobre 1 pierna 4 series

x15 reps (cada pierna) / 15 segundos de descanso

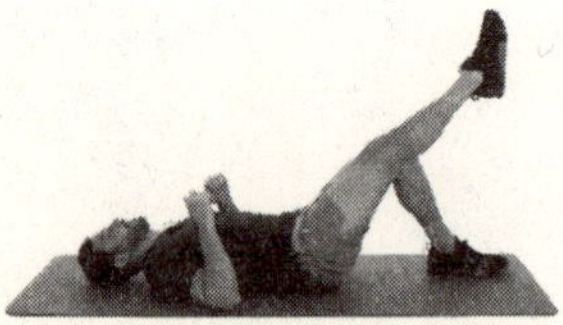

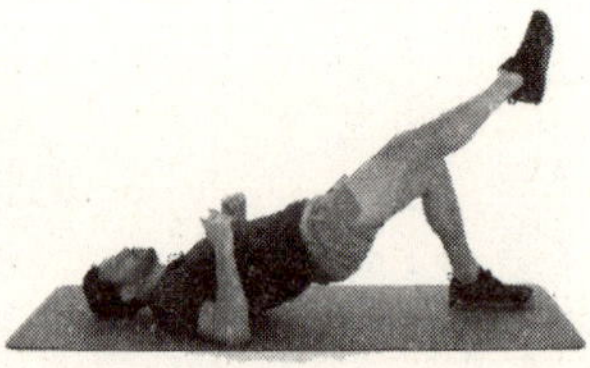

Si es demasiado difícil, puedes hacer puentes clásicos con ambas piernas en el suelo. En este caso te aconsejo terminar cada serie de 15 repeticiones con 15 segundos de descanso, sosteniendo la pelvis arriba.

***Burpees* 3 series**

1.ª serie: x5 reps / 15 segundos de descanso entre cada serie

2.ª serie: x10 reps

3.ª serie: x15 reps

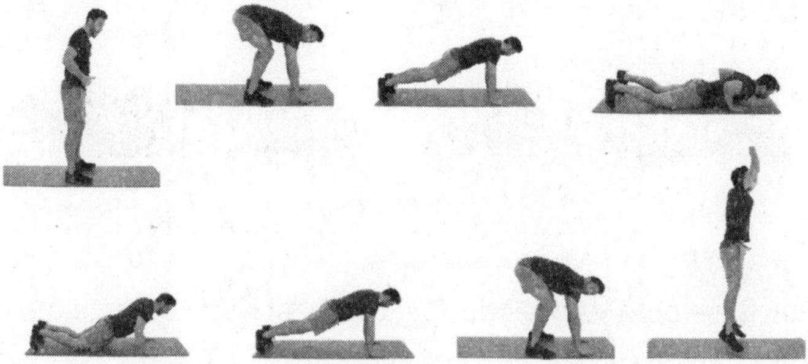

Lo puedes hacer sin saltar, con o sin flexión de brazos, a tu ritmo.

Realiza 2 series de estos ejercicios. Descansa lo que necesites.

CIRCUITO 2 series

Bicicleta x14

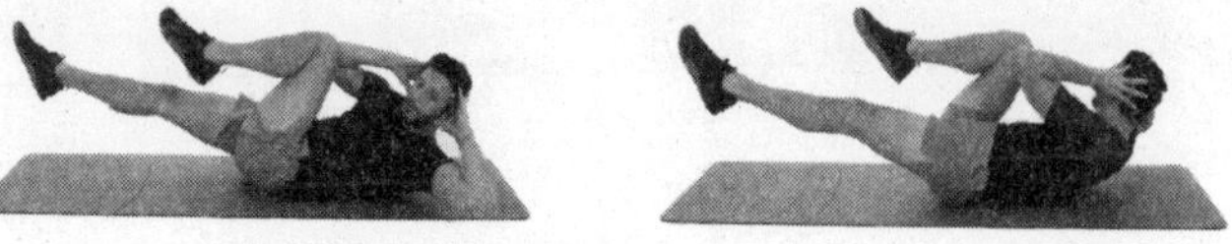

Eleva ambos hombros, con las manos detrás de la cabeza. Acerca un codo de la rodilla opuesta y cambia de lado.

Haz movimientos lentos.

Extensiones de espalda x10

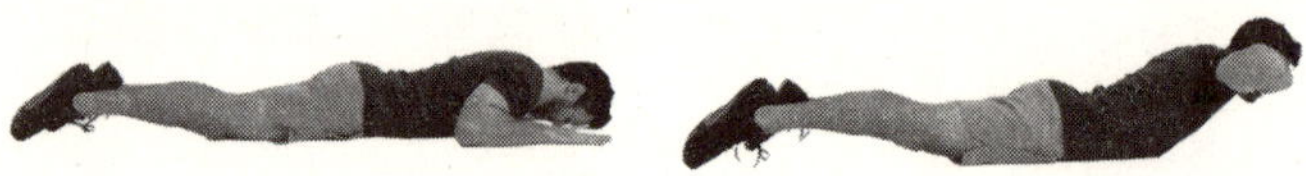

Inclinaciones x14

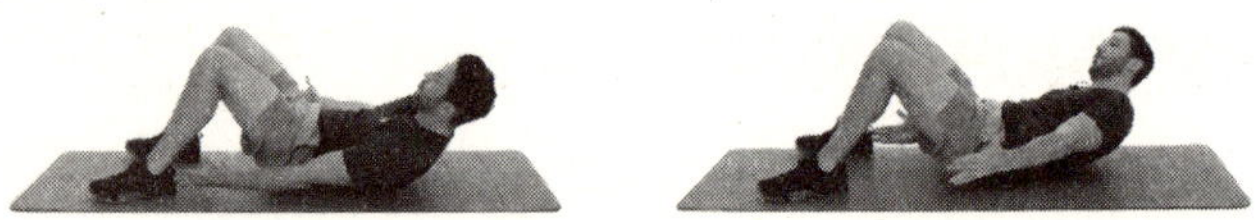

Mantén los hombros elevados durante todo el ejercicio. Acerca una mano al talón del mismo lado y alterna un lado y el otro.

Extensiones de espalda x10

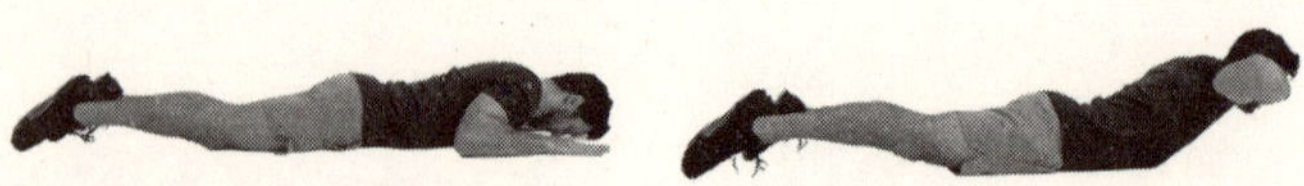

Inclinaciones x14

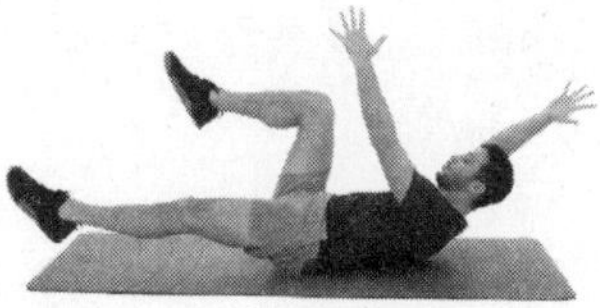

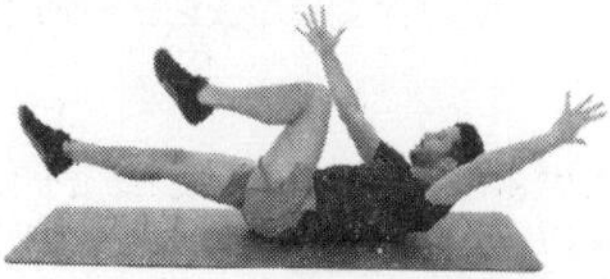

Ya vimos este ejercicio en el capítulo 6.

Extensiones de espalda x10

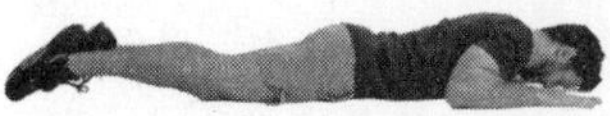

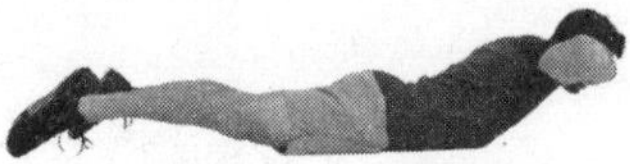

SEMANA 2 - Sesión 3 -

Nueva sesión para mejorar la movilidad de tu cuerpo.

MOVILIDAD

***Good Morning* x10**

***Good Morning* + rotaciones x10**

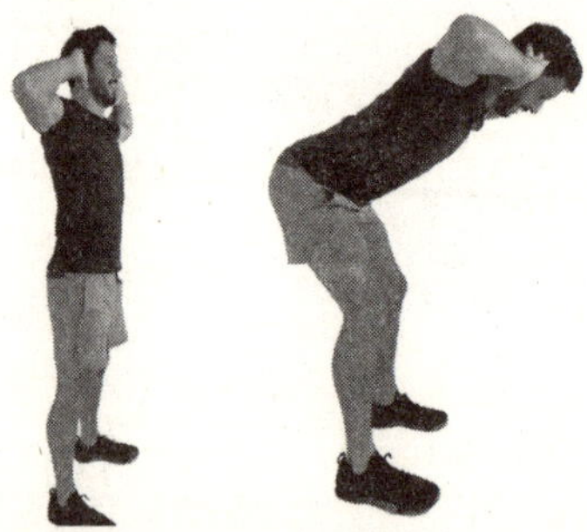

***Good Morning* con rotaciones**

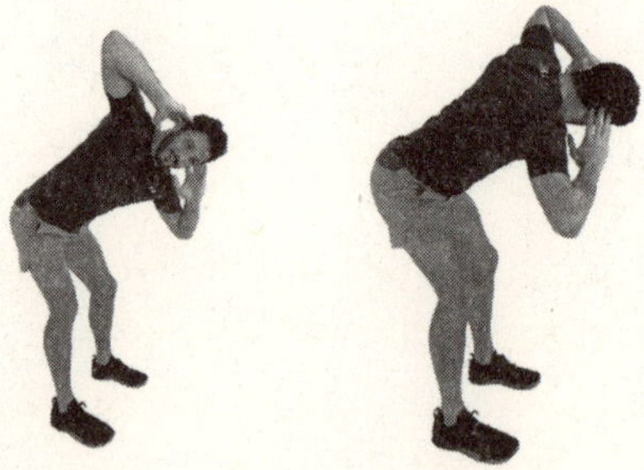

Haz 10 repeticiones de *Good Morning* clásicos . Descansa un poco y realiza 10 *Good Morning* con rotaciones a cada lado.

Elevaciones de brazos x10 (3 series)

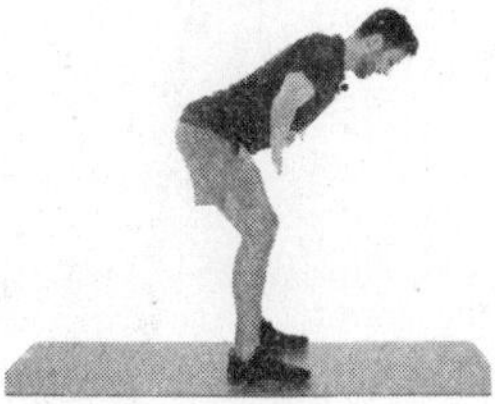

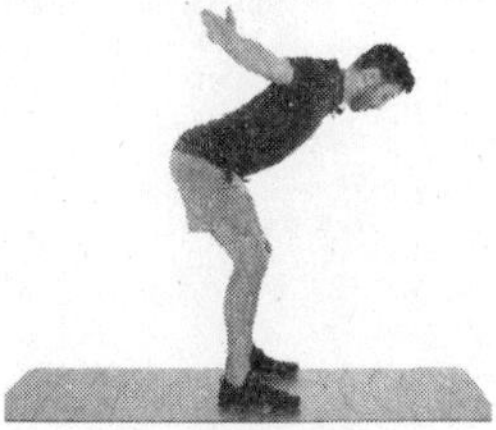

Inclínate hacia delante con las caderas como para un *Good Morning*. Extiende los brazos hacia fuera en «T» y eleva los pulgares hacia arriba lo más alto posible. Mantén la espalda recta y saca el pecho durante todas las repeticiones.

***Windmill* x10 (a cada lado)**

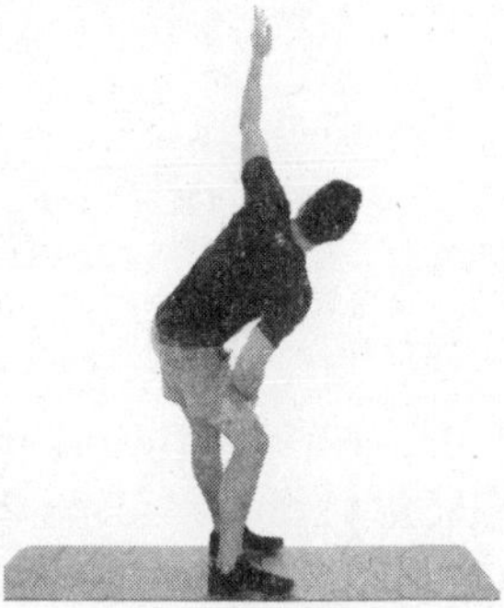

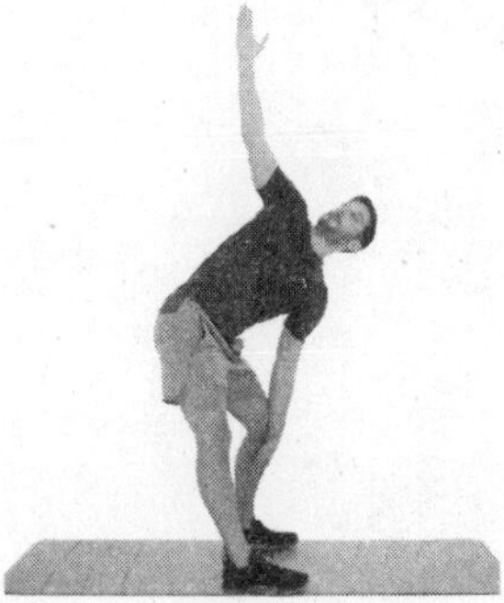

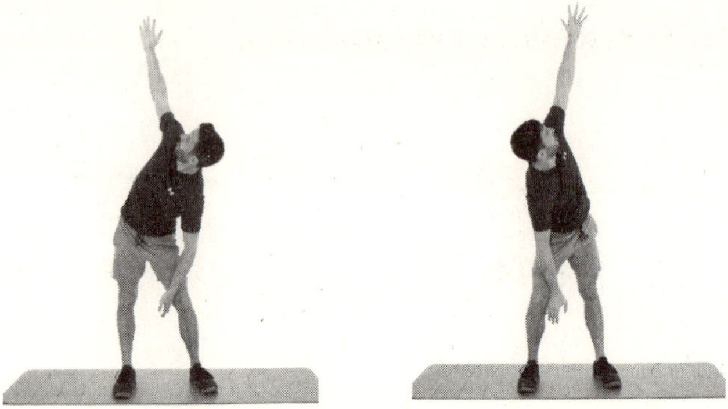

Estira un brazo hacia arriba, dobla un poco la rodilla del lado opuesto e inclínate hacia delante con las caderas. Trata de girar la columna mirando hacia arriba en dirección a tu mano. Deberías sentir una tensión en la espalda baja y el costado del lado del brazo elevado.

Apertura de caderas y rotación lumbar x5 (a cada lado)

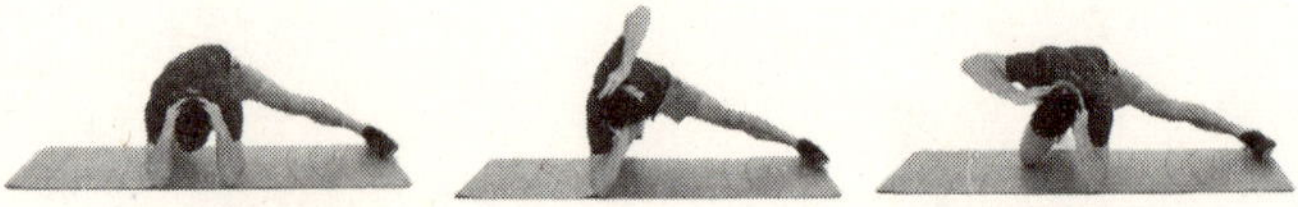

Desde la posición de cuadrupedia, extiende la pierna izquierda hacia fuera. Inclínate hacia delante y coloca las manos detrás de la cabeza. A partir de esta posición intenta girar hacia un lado, y después hacia el otro. Cambia de lado y repite este movimiento. No fuerces.

Flexión de tobillo x5 (con cada tobillo)

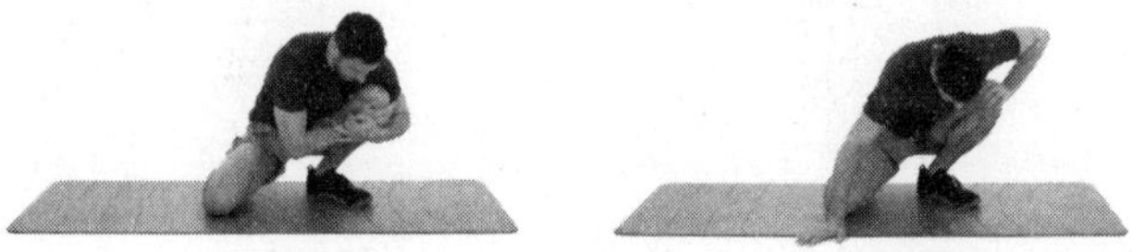

Dobla el tobillo en flexión usando todo el peso de tu cuerpo. Mantén el talón apoyado en el suelo. Empuja la punta del pie contra el suelo como si quisieras extender el pie durante 5 segundos (sin levantar el talón del suelo). Relaja durante 3 a 5 segundos y repite 5 veces. Después, cambia de pie.

SEMANA 3 - Sesión 1 -

SUPERSET 2 series

Realiza los 2 ejercicios seguidos sin pausa. Después del segundo ejercicio descansa un poco si lo necesitas y repite los 2 ejercicios.

3 *Stop Lunges*

x5 reps (a cada lado). Descansa lo que necesites.

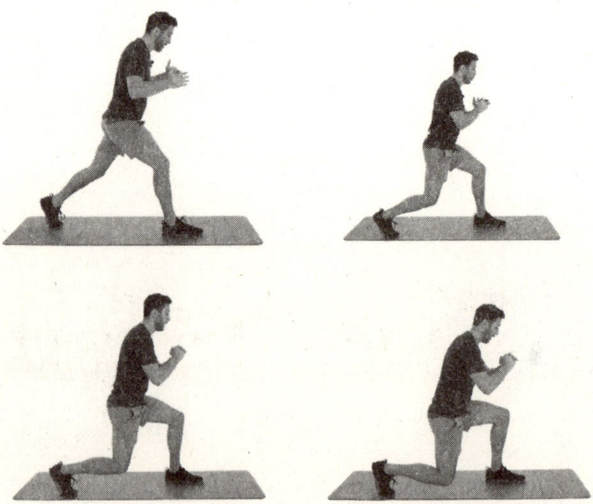

Baja en posición de estocada y haz 3 pausas durante la bajada. Durante cada pausa mantén la posición 3 segundos. Si quieres, puedes repetir las pausas también cuando subes.

Puentes sobre 1 pierna

x5 reps + 5 segundos de pausa (con cada pierna)

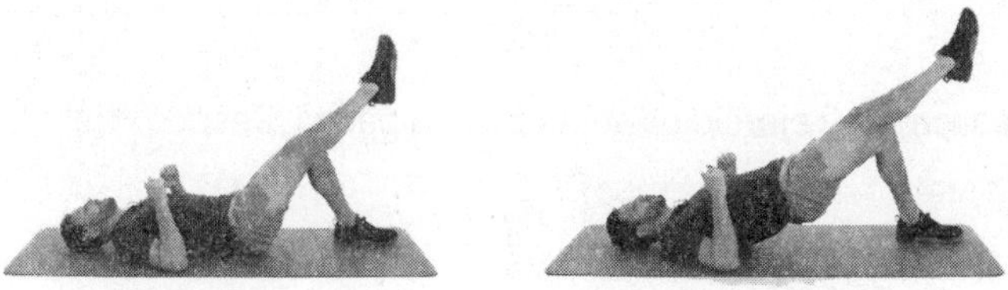

Realiza 5 repeticiones sobre una pierna. En la 5.ª repetición, mantén la pelvis elevada durante 5 segundos, baja y cambia de pierna.

CIRCUITO 2 series

Variación del *Dead Bug* 1 minuto

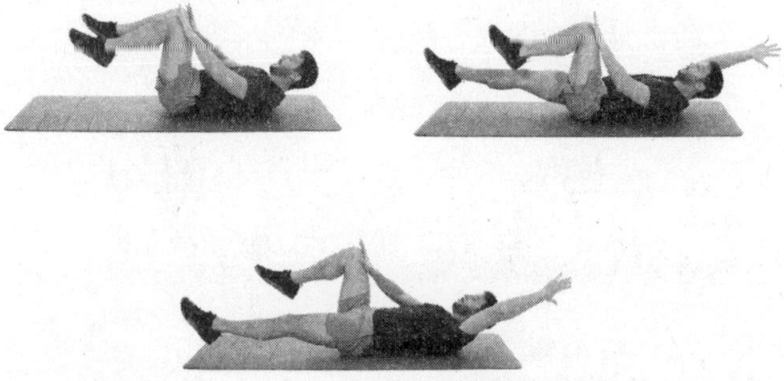

Empuja con una mano contra la rodilla del mismo lado y, al mismo tiempo, extiende brazo y pierna del otro lado. Vuelve a la posición inicial y cambia de lado.

Cuanto más fuerte empujas contra tu rodilla, más intenso es el ejercicio.

Mountain-Climbers

x30 reps (x15 a cada lado)

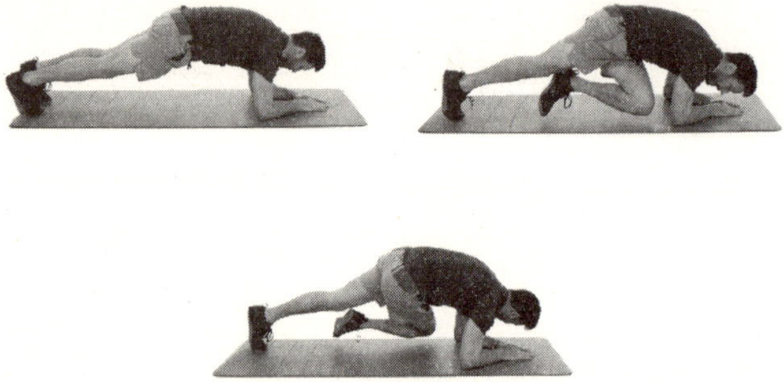

Desde una posición de plancha baja (sobre los codos), acerca una rodilla el máximo posible al codo opuesto.

Alterna un lado y el otro.

Plancha lateral *lift hips*

x10 (a cada lado)

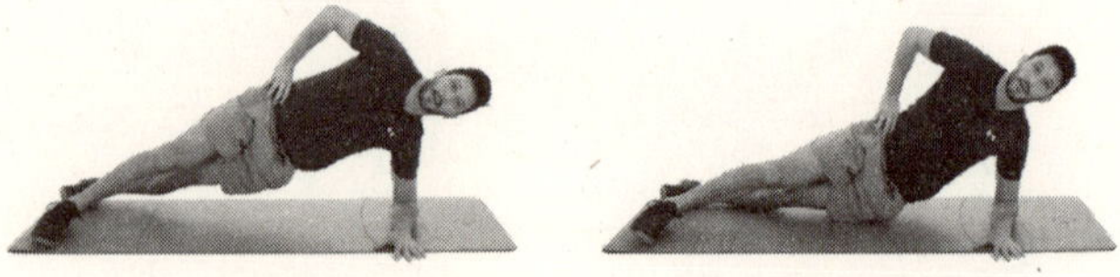

En posición de plancha lateral (hombro por encima del codo): eleva y baja la pelvis lentamente.

***Hollow* o «banana»**

20 a 30 segundos

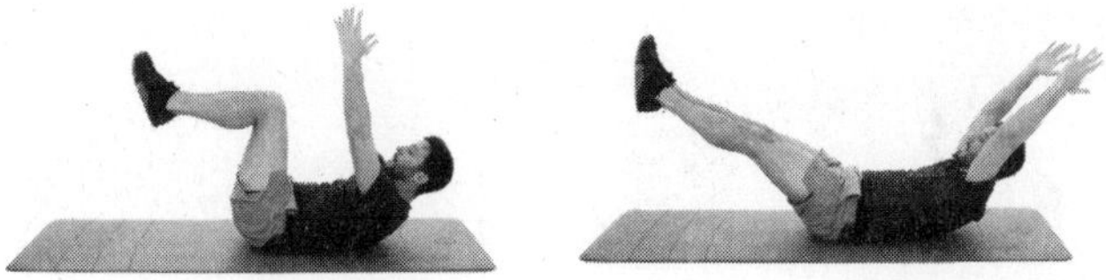

SEMANA 3 - Sesión 2 -

SUPERSET 3 series

Realiza los 2 ejercicios seguidos sin pausa y con las siguientes repeticiones para cada ejercicio:

1.ª serie: 6 reps

2.ª serie: 8 reps

3.ª serie: 10 reps

Bulgarian squat

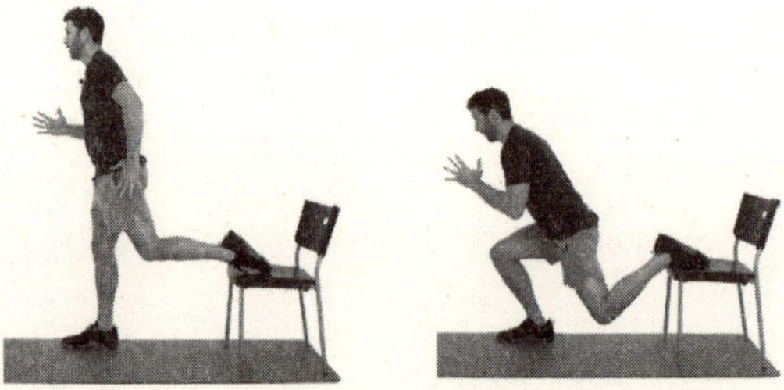

Baja en posición de estocada y haz 3 pausas durante la bajada. Durante cada pausa mantén la posición 3 segundos. Si quieres, puedes repetir las pausas también cuando subes.

Puentes sobre una silla

Agrega una pausa de 5 a 10 segundos al final de tus repeticiones para lograr más intensidad.

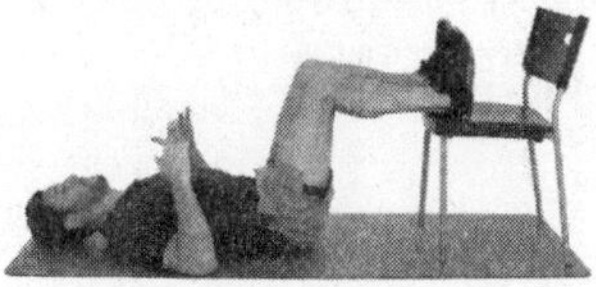
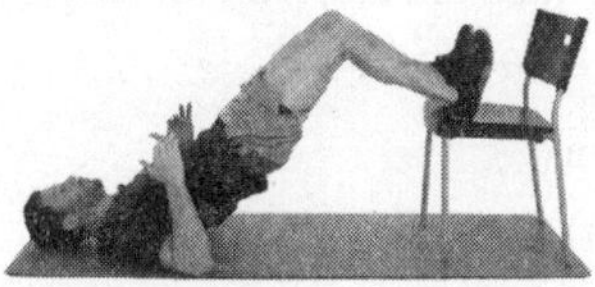

Coloca los talones sobre una silla, con las rodillas y las caderas a 90°. Empuja con los talones contra la silla para elevar la pelvis. Contrae los abdominales durante todo el movimiento para no arquear la espalda.

TABATA 2 series

10 segundos de descanso entre las 2 series

Squat

20 segundos al cien por cien de tu energía

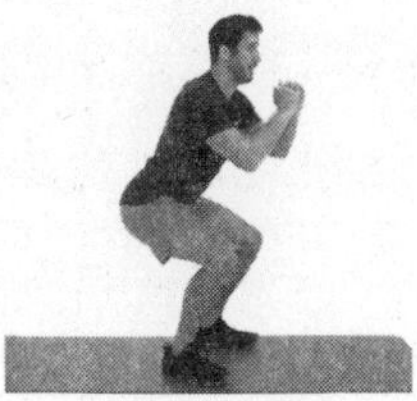

10 segundos de descanso

Sprinters del lado derecho

20 segundos al cien por cien

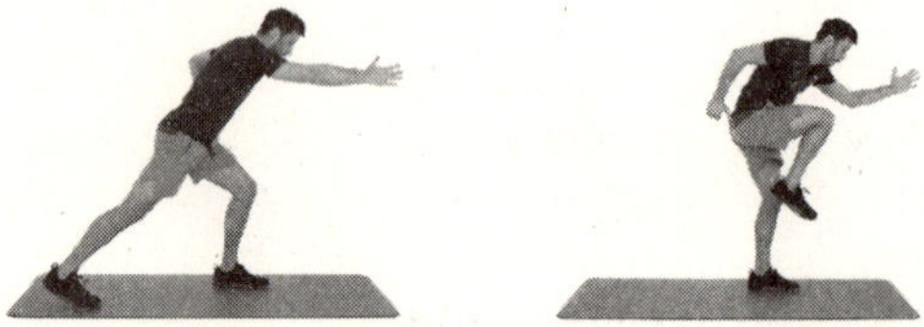

10 segundos de descanso

Sprinters del lado izquierdo

20 segundos al cien por cien

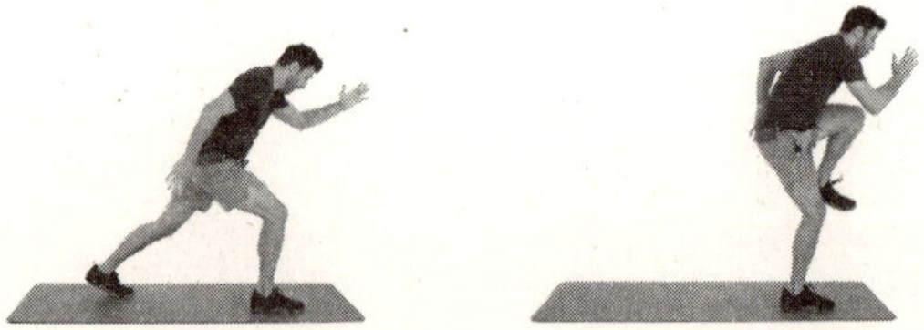

SEMANA 3 - Sesión 3 -

Nueva sesión para mejorar la movilidad de tu cuerpo.

MOVILIDAD

3 *way hip stretch* x5 cada pierna

(5 respiraciones para cada variación)

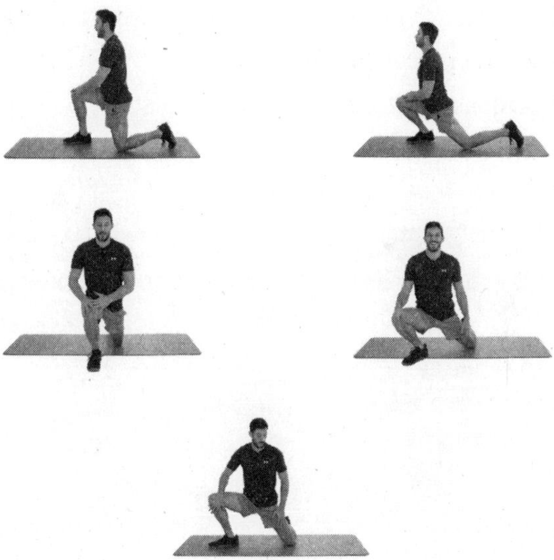

En posición de estocada, contrae los abdominales y los glúteos. Durante la exhalación empuja la pelvis hacia delante. Vuelve inhalando.

Son 3 variaciones: con la pierna a 0°/45°/90°. Haz 5 respiraciones profundas para cada variación.

Aductores 1 a 2 minutos

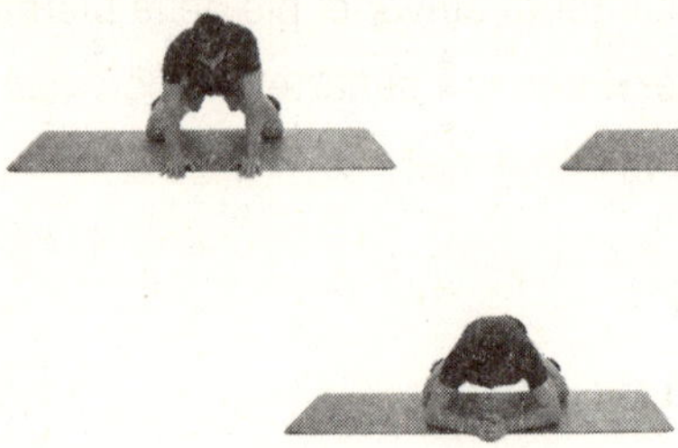

A partir de la posición de cuadrupedia, abre un poco más las rodillas. Acerca la pelvis a tus talones para sentir la tensión en los aductores. Respira profundamente hasta sentir que se relajan los aductores. Puedes dejar caer el pecho progresivamente en dirección al suelo para aumentar la intensidad.

Shin box **+ rotaciones de cadera x10 (con cada pierna)**

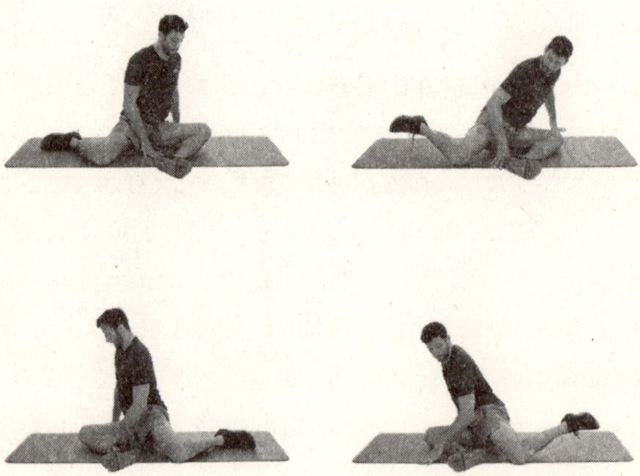

Ponte en posición de *shin box*: con las rodillas y caderas a 90°. Inclínate un poco hacia delante en dirección a tu rodilla de la pierna anterior. Intenta elevar el pie de la pierna posterior y repite 10 veces. Puedes inclinarte un poco más hacia delante para reducir la intensidad.

Open Book x10 (a cada lado)

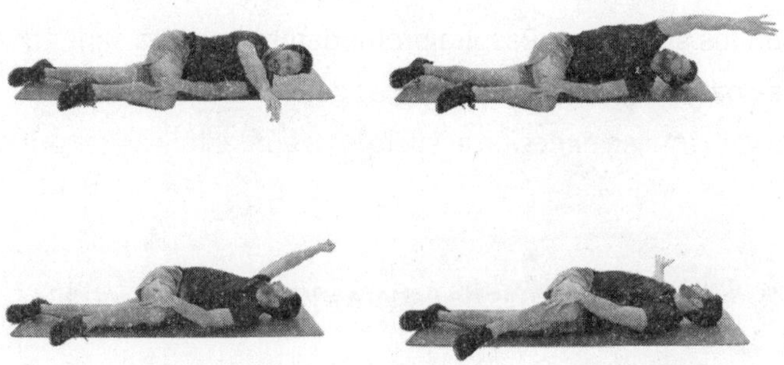

Acostado de lado, dobla la pierna superior y coloca la mano inferior por encima para hacer contrafuerza durante el ejercicio. Extiende el brazo superior hacia delante e intenta hacer el círculo más grande posible estirando la mano lejos de tu cuerpo. Realiza 10 círculos, ida y vuelta, a cada lado.

SEMANA 4 - Sesión 1 -

CIRCUITO 3 series

Realiza los 4 ejercicios, haz una pausa de 30 segundos si lo necesitas y repite 3 veces.

***Lateral lunge + lift hip* x6 a cada lado**

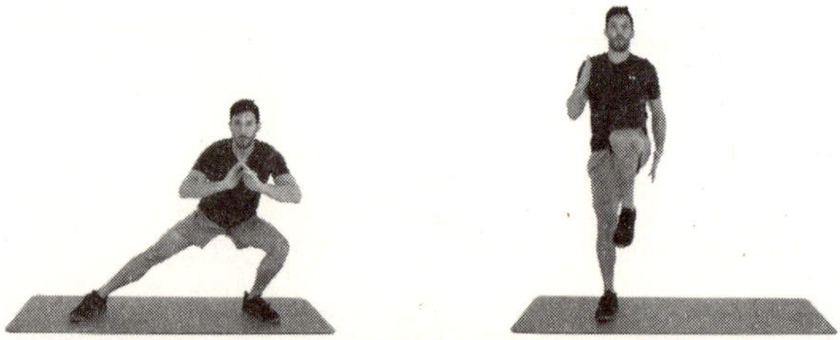

Baja en posición de estocada lateral manteniendo la espalda recta. Sube y eleva la rodilla lo más alto posible durante 1 segundo antes en equilibrio y deja caer la pierna hacia fuera para volver en posición de estocada lateral. Amortigua el impacto con la fuerza de tus músculos.

Extensiones de piernas x8 con cada pierna

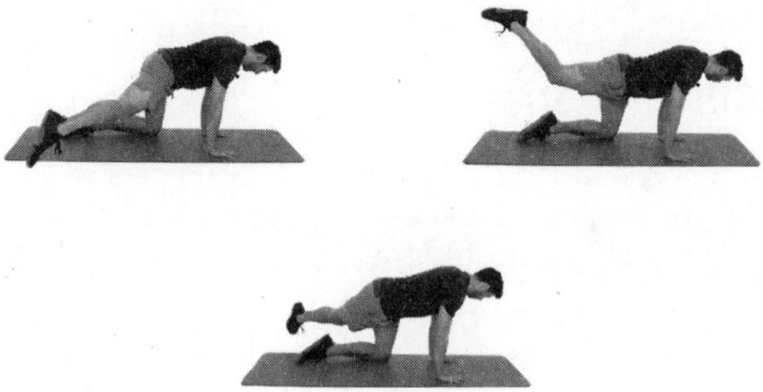

Squat pump **x10**

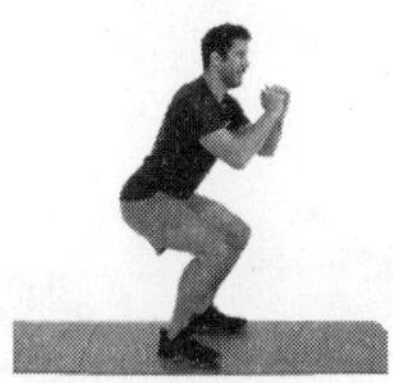

Mantén la posición de *squat* realizando 8 rebotes antes de subir. Esto es 1 repetición.

Sumo squat **15 segundos**

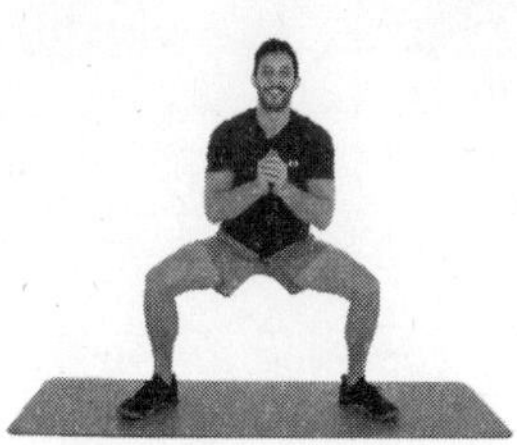

Abre la piernas con los pies orientados a 45°. Baja en posición de sentadilla manteniendo las rodillas alineadas con los pies. No deben caer hacia dentro. Mantén la posición 15 segundos.

CIRCUITO 30/10 min.

Alterna los 4 ejercicios: 30 segundos de trabajo seguidos de 10 segundos para descansar antes de cambiar de ejercicio. *Haz de 2 a 4 series según tu nivel.*

Extensiones de espalda

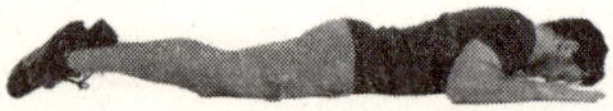

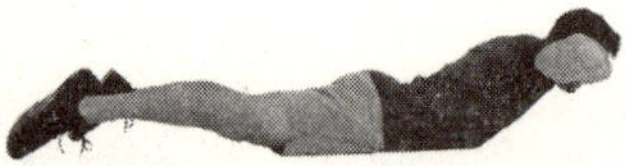

Bicicleta

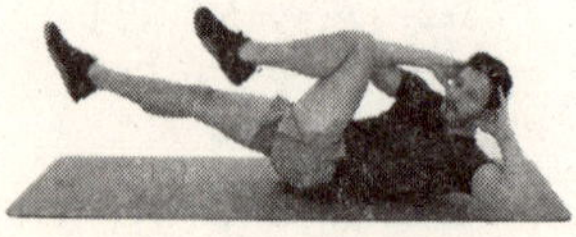

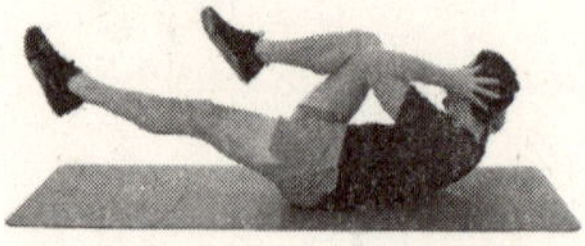

Vimos este ejercicio durante la 2.ª sesión de la 2.ª semana.

Squat twist

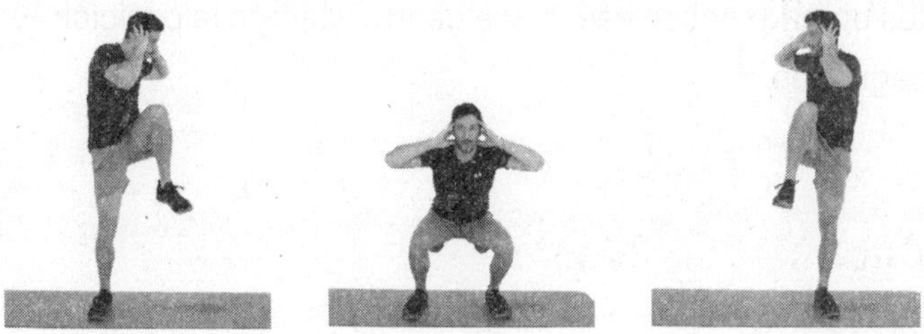

Baja en *squat* y sube elevando una rodilla en dirección al codo opuesto. Vuelve a bajar en *squat* y cambia de pierna.

Push-ups + shoulder tap

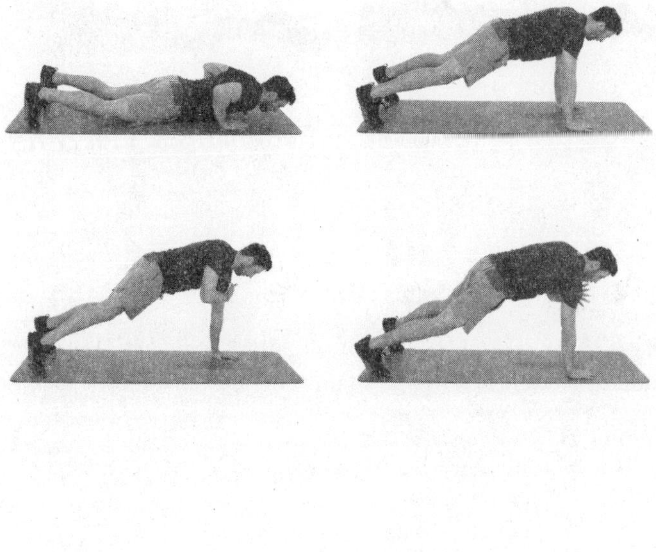

SEMANA 4 - Sesión 2 -

CIRCUITO 3 series

Descansa 30 segundos si lo necesitas después de cada serie.

***Bird dog* x5 reps (a cada lado)**

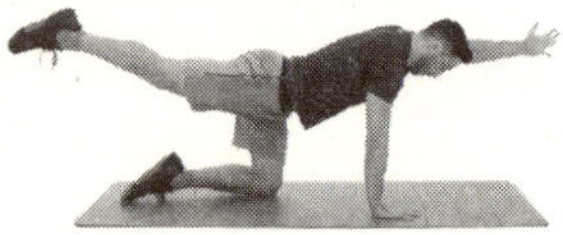

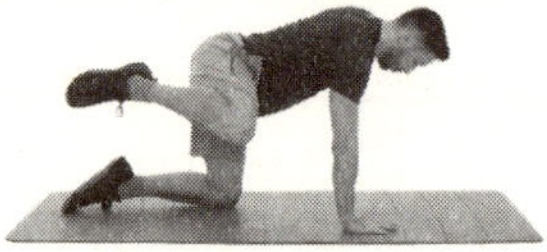

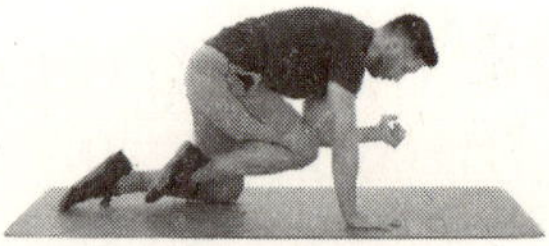

Realiza 5 repeticiones de un lado y después cambia de lado. Son 3 movimientos: primero extiende un brazo hacia delante y la pierna opuesta hacia atrás, después eleva el brazo y la pierna sobre el lado lo más alto posible, y termina acercando el codo a la rodilla y contrayendo los abdominales.

Puentes x20 (puedes colocar una pesa sobre las caderas)

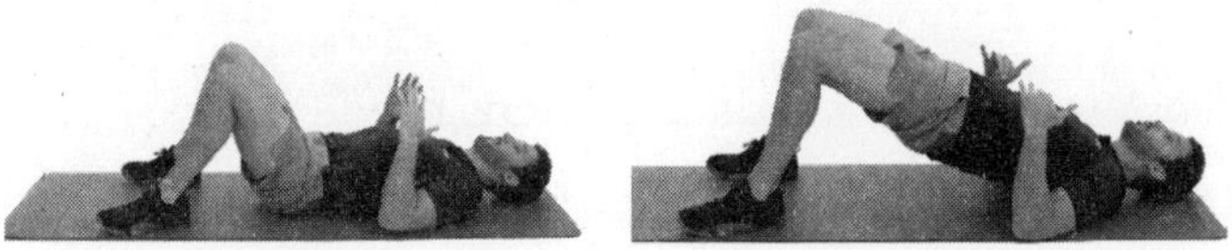

Realiza 5 repeticiones sobre una pierna. En la 5.ª repetición, mantén la pelvis elevada durante 5 segundos, baja y cambia de pierna.

Extensiones de espalda x10

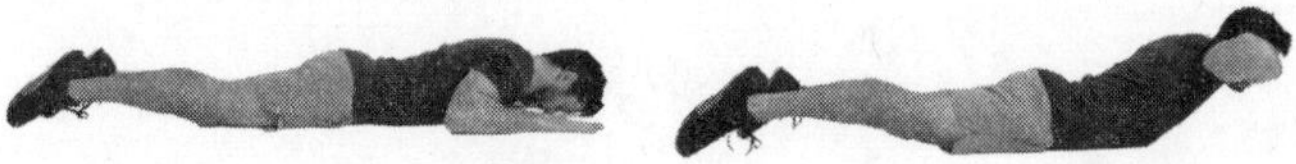

PIRÁMIDE DESCENDENTE

Para la primera serie vas a realizar 6 repeticiones en cada ejercicio; para la segunda serie, 5 repeticiones; en la tercera serie, 4 repeticiones; hasta llegar a la última serie con 1 repetición en cada ejercicio.

x6 reps / x5 reps / x4 reps / x3 reps / x2 reps / x1 rep. Sin descanso entre las series (si puedes).

High Plank Sit Back

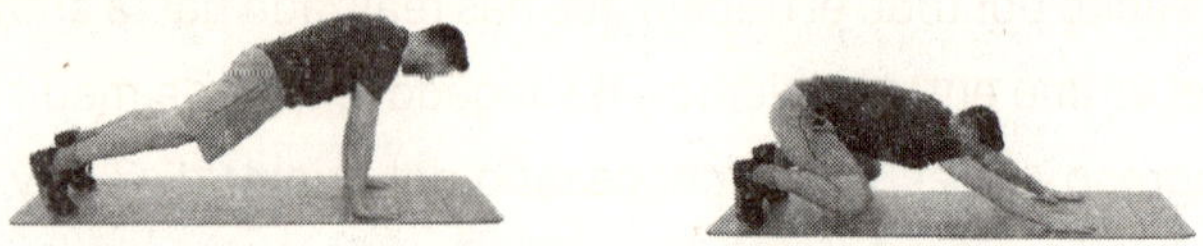

Desde una posición de plancha, dobla las rodillas acercando las caderas a los talones (sin tocar el suelo con las rodillas). Vuelve a la posición inicial. Durante todo el ejercicio, empuja contra el suelo con las manos para contraer los músculos de los hombros.

Burpees

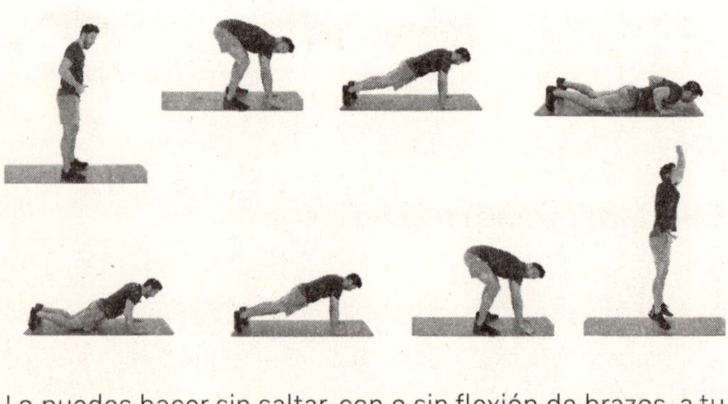

Lo puedes hacer sin saltar, con o sin flexión de brazos, a tu ritmo.

SEMANA 4 - Sesión 3 -

Te felicito por todo el trabajo que has realizado hasta ahora. Es el último entrenamiento y ha llegado la hora de medir tu progreso. ¿Te acuerdas del desafío del primer día? Hoy lo vamos a hacer de nuevo. Anota cuántas series consigues hacer, ¡y compáralo con el resultado de tu primer día de entrenamiento!

AMRAP 5 min.

***Squats* x9** **Extensiones de espalda x6** ***Push-ups* x3**

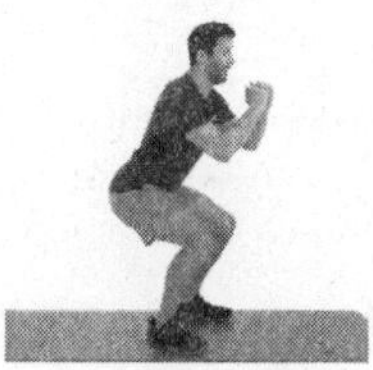

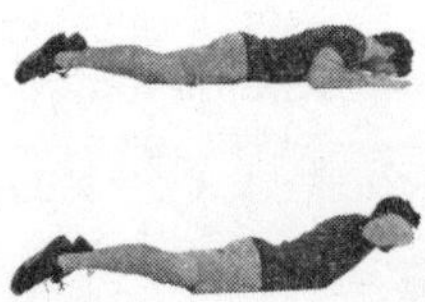

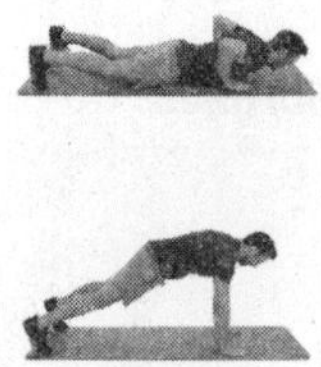

Escribe cuántas series has logrado hacer: ....

MOVILIDAD

***Cat Cow* x10**

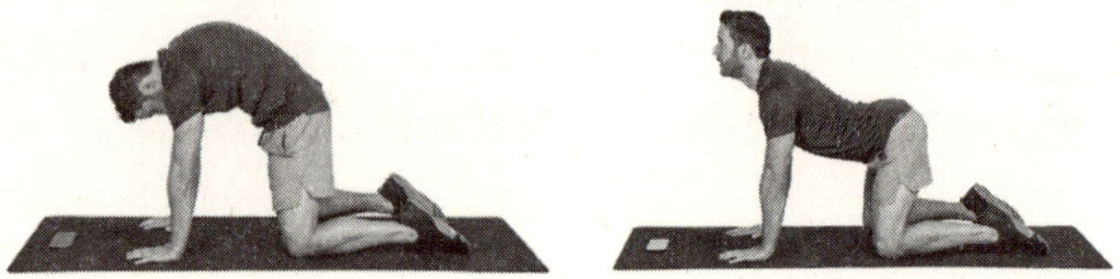

Haz 10 repeticiones de flexiones y extensiones con toda la columna. Intenta sentir cómo se mueven todas las vértebras durante los movimientos.

Apertura de caderas y rotación lumbar x5 (a cada lado)

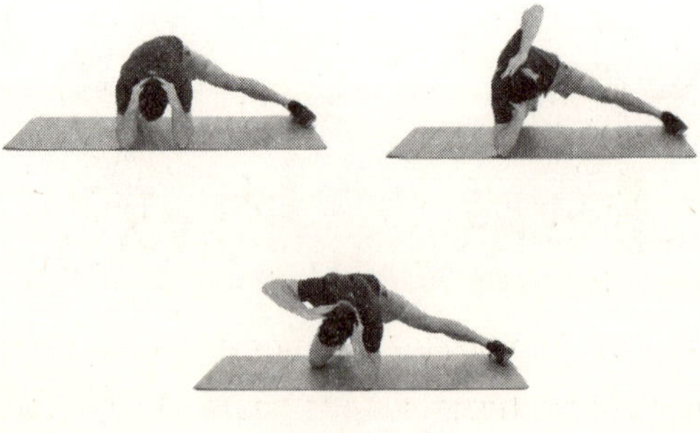

Desde la posición de cuadrupedia, extiende la pierna izquierda hacia fuera. Inclínate hacia delante y coloca las manos detrás de la cabeza. A partir de esta posición, intenta girar hacia un lado, y después hacia el otro. Cambia de lado y repite este movimiento. No fuerces.

La paloma 30 segundos en cada lado

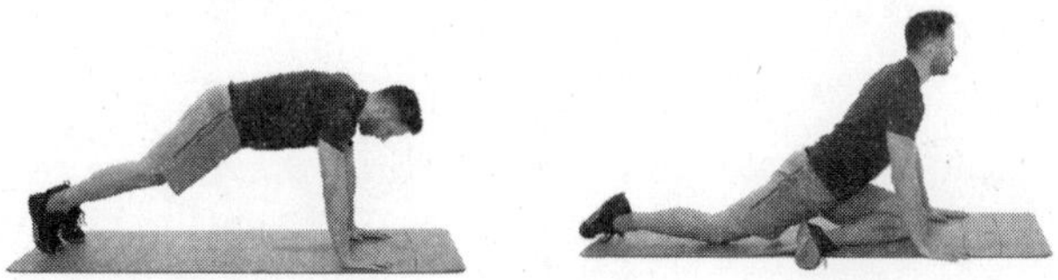

Desde la posición de plancha alta, coloca una rodilla entre las manos y baja la pelvis en dirección al suelo hasta sentir la tensión en los glúteos de la pierna doblada. Mantén la posición 30 segundos y cambia de lado.

***Shin Box* x5 inclinaciones hacia delante (a cada lado)**

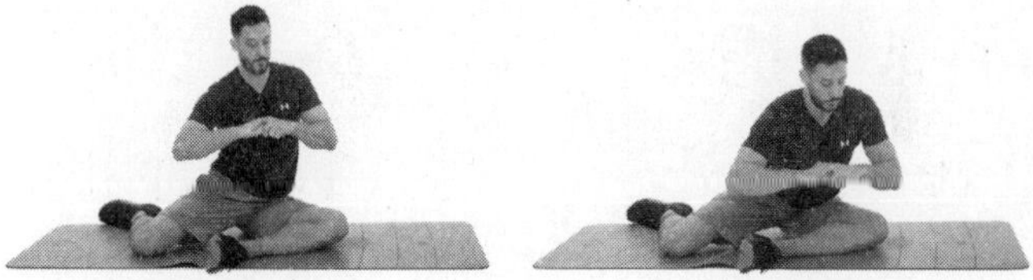

En posición de *Shin Box* (ya la vimos en la sesión 3 de la 3ª semana), inclínate hacia delante hasta sentir la tensión en los glúteos. Si es demasiado difícil, ayúdate apoyando las manos en el suelo.

¡FELICIDADES! Has terminado el programa Funcional Start. Ahora estás listo para seguir entrenando con los programas del Método Funcional.

Sigue entrenando conmigo y transforma tu cuerpo con seguridad.

¿QUÉ ES EL MÉTODO FUNCIONAL?

El Método Funcional es mi aplicación, disponible en Android y Apple, para cuidar tu cuerpo y entrenar con seguridad.

En la aplicación podrás encontrar programas para liberar las tensiones de cada parte del cuerpo y programas de entrenamiento para todos los niveles.

Son más de 250 clases pregrabadas de movilidad, entrenamientos tipo HIT, de fuerza, de cardio, abdominales, estiramientos...

Descarga la aplicación gratuitamente y empieza a sanar, a mejorar tu movilidad y tonificar tu cuerpo de manera saludable.

¿TE GUSTÓ ESTE LIBRO? ¿APRENDISTE MUCHO?

Ahora me encantaría saber tu opinión sobre este libro. Es el resultado de más de un año de escritura, dibujos (¡espero que te haya gustado mi talento artístico!), *shooting* fotográfico y grabaciones en vídeo. He hecho todo solo y, como siempre, he intentado ofrecerte la mejor calidad posible.

Envíame un mensaje por Instagram o a esta dirección de correo: contact@julienlepretre.com

AGRADECIMIENTOS

Ante todo, quiero darle las gracias a Johanna, mi pareja, que me acompaña en todos mis proyectos. Fue un apoyo imprescindible durante la escritura de este libro.

Gracias a mis padres y a mis hermanos por enseñarme a ser una buena persona y ayudar siempre a los demás. Gracias por estar siempre presentes en mi vida, cualquiera que sea la distancia geográfica que nos separe.

Y gracias a todos los que me siguen en las redes sociales. Vuestros mensajes y vuestro apoyo son mi principal motor para seguir creando nuevos contenidos cada día.

BIBLIOGRAFÍA

Brinjikji, W. y P. H. Luetmer (2015), «Systematic Literature Review of Imaging Features of Spinal Degeneration in Asymptomatic Populations», *American Journal of Neuroradiology.*

Brodeur, R. (1995), «The Audible Release Associated with Joint Manipulation», *Journal of Manipulative and Physiological Therapeutics,* vol. 18, n.º 3 (marzo-abril), pp. 155-164.

Callaghan, J. P. y S. McGill (2001), «Intervertebral disc herniation: studies on a porcine model exposed to highly repetitive flexion/extension motion with compressive force», *Clinical Biomechanics.*

Caneiro, J. P. y P. O'Sullivan (2010), «The influence of different sitting postures on head/neck posture and muscle activity», *Manual Therapy.*

Castellanos, J. y D. Axelrod (1990), «Effect of habitual knuckle cracking on hand function», *Annals of Rheumatic Diseases.*

Cook, J. L. y C. R. Purdam (2009), «Is tendon pathology a continuum? A pathology model to explain the clinical presentation of load-induced tendinopathy», *Br J Sports Med.*

Evans, P. (1980), «The healing process at cellular level: a review», *Physiotherapy,* 66 (8), pp. 256-269.

Fowles,J. R., D. G. Sale y J. D. MacDougall (2000), «Reduced strength after passive stretch of the human plantarflexors», *Journal of Applied Physiology,* 89, pp. 1179-1188.

Gordon, R. y S. Bloxham (2016), «A Systematic Review of the Effects of Exercise and Physical Activity on Non-Specific Chronic Low Back Pain», *Healthcare.*

Hanna, F. (2019), «The Relationship Between Sedentary Behavior, Back Pain, and Psychosocial Correlates Among University Employees», *Frontiers Public Health.*

Hartig, D. y J. Henderson (1999), «Increasing hamstring flexibility decreases lower extremity overuse injuries in military basic trainees», *The American Journal of Sports Medicine.*

Herbert, R. D. y M. Gabriel (2002), «Effects of stretching before and after exercising on muscle soreness and risk of injury: systematic review», *British Medical Journal,* vol. 325, n.º 7362 (agosto), p. 468.

Khan, K. M. y A. Scott (2009), «Mechanotherapy: how physical therapists' prescription of exercise promotes tissue repair», *British journal of sports medicine,* 43 (4), pp. 247-252.

Klimek, C. y C. Ashbeck (2018), «Are Injuries More Common With CrossFit Training Than Other Forms of Exercise?». *Journal of Sport Rehabilitation.*

Lally, D. A. (1994), «Stretching and injury in distance runners», *Medicine and Science in Sports and Exercise,* 26 (5). Supplement abstract 473.

Larouche, M. C. y S. Camiré Bernier (2020), «Stretch-induced hypoalgesia: a pilot study», *Scandinavian Journal of Pain.*

Lautenbachera, S. y B. Kundermann (2006), «Sleep deprivation and pain perception», *Sleep Medicine Reviews,* vol. 10, n.º 5 (octubre), pp. 357-369.

Little, J. y P. Khalsa (2005), «Human lumbar spine creep during cyclic and static flexion: creep rate, biomechanics, and facet joint capsule strain», *Annals of Biomedical Engineering.*

Minagawa, H. y N. Yamamoto (2013), «Prevalence of symptomatic and asymptomatic rotator cuff tears in the general population: From mass-screening in one village», *Journal of Orthopaedics.*

Monteiro, W. D. y R. Simão (2008), «Influence of Strength Training on Adult Women's Flexibility», *Journal of Strength and Conditioning Research.*

Paruthi, S., L. J. Brooks y C. D'Ambrosio (2016), «Recommended Amount of Sleep for Pediatric Populations: A Consensus Statement of the American Academy of Sleep Medicine», *Journal of clinical sleep medicine: official publication of the American Academy of Sleep Medicine,* 12 (6), pp. 785-786.

Pope, R., R. Herbert y J. Kirwan (1998), «Effects of ankle dorsiflexion range and preexercise calf muscle stretching on injury risk in Army recruits», *Aust J Physiother,* 44 (3), pp. 165-172.

R. Pope, R. Herbert y J. Kirwan y B. J. Graham (2000), «A randomized trial of preexercise stretching for prevention of lower-limb injury», *Med Sci Sports Exerc,* 32 (2), pp. 271-277.

Richard, K. y D. Beales (2016), «Neck Posture Clusters and Their Association With Biopsychosocial Factors and Neck Pain in Australian Adolescents», *Manual Therapy.*

Rothrock, J. F. (1991), «Vertebral artery occlusion and stroke from cervical self-manipulation», *Neurology.*

Solomonow, M. (2003), «Flexion-relaxation response to static lumbar flexion in males and females», *Clinical Biomechanics.*

Stange Foss, I. y I. Holme (2012), «The prevalence of low back pain among former elite cross-country skiers, rowers, orienteerers, and nonathletes: a 10-year cohort study», *American Journal of Sports Medicine.*

Thrash, K. y B. Kelly (1987), «Flexibility and Strength Training», *Journal of Strength and Conditioning Research.*

Van Mechelen, W. y H. Hlobil (1993), «Prevention of running injuries by warm-up, cool-down, and stretching exercises», *The American Journal of Sports Medicine.*

Walker, J. (1975), *The Flying Circus of Physics*.

Wiemann, K. y A. Klee (2000), «Die Bedeutung von Dehnen und Stretching in der Aufwärmphase vor Höchsstleistungen», *Leistungs-Sport*.

Wiesel, S. W. (1979), «Occipitoatlantal Hypermobility», *Spine*, vol. 4 (mayo-junio), pp. 187-189.